U0200736

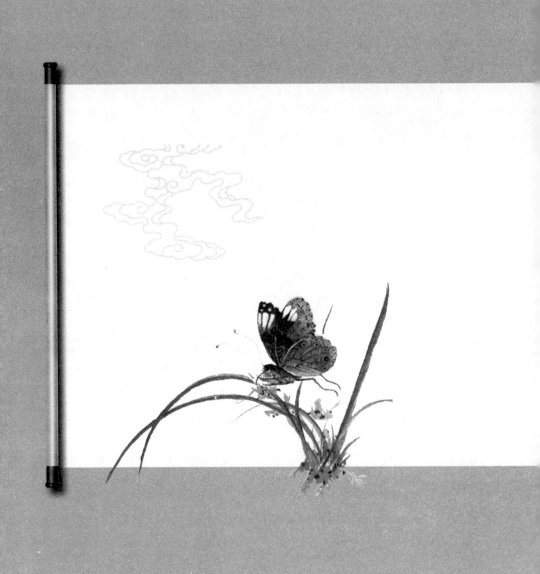

中国古代的医学教育

◎ 主编 金开诚

◎ 编著 王燕

吉林出版集团有限责任公司

吉林文史出版社

图书在版编目（CIP）数据

中国古代的医学教育 / 王燕编著 .—长春：吉林
出版集团有限责任公司：吉林文史出版社，2010.11
（2022.1 重印）
ISBN 978-7-5463-4107-1

Ⅰ.①中… Ⅱ.①王… Ⅲ.①医学教育－研究－中国
－古代 Ⅳ.① R-092

中国版本图书馆 CIP 数据核字（2010）第 222278 号

中国古代的医学教育

ZHONGGUO GUDAI DE YIXUE JIAOYU

主编/ 金开诚　编著/王 燕

项目负责/崔博华 责任编辑/崔博华 刘姝君

责任校对/刘姝君 装帧设计/柳甬泽 王丽洁

出版发行/吉林文史出版社　吉林出版集团有限责任公司

地址/长春市人民大街4646号　邮编/130021

电话/0431-86037503　传真/0431-86037589

印刷/三河市金兆印刷装订有限公司

版次/2010 年 11 月第 1 版　2022 年 1 月第 5 次印刷

开本/650mm×960mm　1/16

印张/9　字数/30千

书号/ISBN 978-7-5463-4107-1

定价/34.80元

前　言

　　文化是一种社会现象，是人类物质文明和精神文明有机融合的产物；同时又是一种历史现象，是社会的历史沉积。当今世界，随着经济全球化进程的加快，人们也越来越重视本民族的文化。我们只有加强对本民族文化的继承和创新，才能更好地弘扬民族精神，增强民族凝聚力。历史经验告诉我们，任何一个民族要想屹立于世界民族之林，必须具有自尊、自信、自强的民族意识。文化是维系一个民族生存和发展的强大动力。一个民族的存在依赖文化，文化的解体就是一个民族的消亡。

　　随着我国综合国力的日益强大，广大民众对重塑民族自尊心和自豪感的愿望日益迫切。作为民族大家庭中的一员，将源远流长、博大精深的中国文化继承并传播给广大群众，特别是青年一代，是我们出版人义不容辞的责任。

　　本套丛书是由吉林文史出版社和吉林出版集团有限责任公司组织国内知名专家学者编写的一套旨在传播中华五千年优秀传统文化，提高全民文化修养的大型知识读本。该书在深入挖掘和整理中华优秀传统文化成果的同时，结合社会发展，注入了时代精神。书中优美生动的文字、简明通俗的语言、图文并茂的形式，把中国文化中的物态文化、制度文化、行为文化、精神文化等知识要点全面展示给读者。点点滴滴的文化知识仿佛颗颗繁星，组成了灿烂辉煌的中国文化的天穹。

　　希望本书能为弘扬中华五千年优秀传统文化、增强各民族团结、构建社会主义和谐社会尽一份绵薄之力，也坚信我们的中华民族一定能够早日实现伟大复兴！

目录

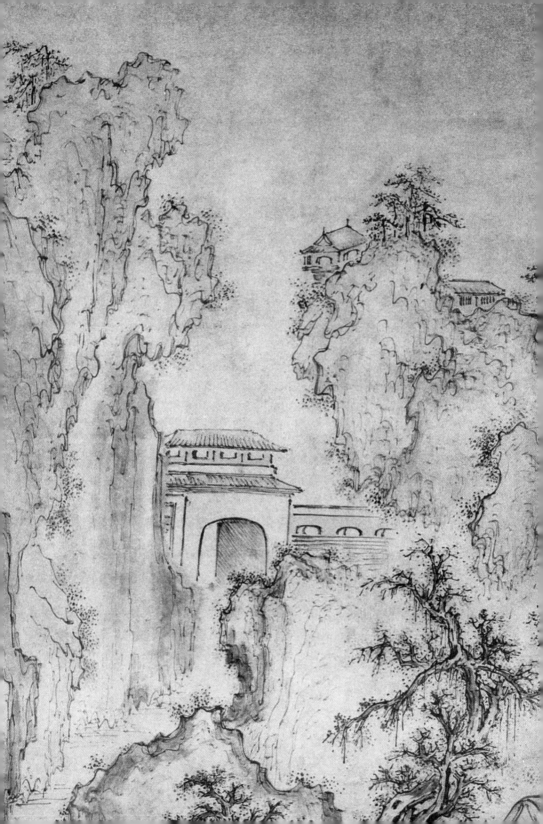

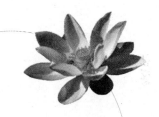

一、春秋战国时期
之前的医学教育

　　总体上，中国古代医学教育在整个发展过程中，不断地丰富和发展自身的各个方面，形成了一个有规矩、有规律、有规范的完整体系。具体来说，三代以前，即传说中的三皇时代是巫医一体，而又以巫为主，是巫兼任医，而不是医兼任巫。西周以后医学逐渐从巫医中独立出来，可是独立的医学教育没有出现，医学人才大多来自于民间，但对于医疗相关事务的管理已经有了比较完备的制度。春秋战国时期，国家忙于打仗，国家的医学教育衰落，由于战乱，民间医生与民间医学教育发展起来，医学教育出现了各种形式的师徒传承的方式，并根据当时国家的局势出现了对医生的不同任用标准。秦汉至南北朝时期，医学教育与人才选拔在继承过去朝代的前提下，逐渐恢复由于战乱带来的不利影响，并又慢慢地进行发展，出现了后世中医学研究与教育的经典，如《黄帝内经》《脉经》《神农本草经》等，并将医学作为一种独立的教育科目，打开了政府医学教育的大门。

隋唐时期，医学教育已有专门的负责机构，即太医署。至唐代时国家的上上下下形成了一个相对完整的医学教育体系，如针对不同专业的不同学制、浮动学制，根据需要进行分段考试和补考制度，既非常严谨，又可以充分表现出对人才选拔的相对灵活性，能较好地把握医学教育的特点。科举考试制度日趋完善，虽然预示着教育也将要走向"死板"，但仍充分体现出唐代对医学教育的

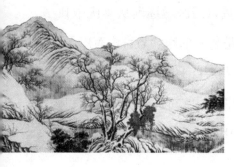

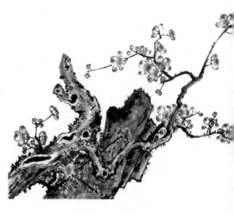

重视。设置翰林院医官，对五代后唐时以翰林医官掌教医书，对宋代翰林医官院的设置产生了直接的影响。在唐代的基础上，两宋时代的医学教育与考试得到进一步发展与完善，将医学教育同古代的大学教育——"太学"相并列，将"太学"的学习与考试制度引入医学教育中，并为其在翰林院中专门设置了翰林医官院，具体管理医学教育的相关事宜，如铸造针灸铜人。在医学教育中也重视对儒家经典的学习，旨在全面提高医学人才各方面的技能，能为国家和社会所用，这些都表明了宋代对医学教育与考试的重视。可以这样说，中国古代医学教育在唐宋时代已经达到了非常规范与完善的程度。元代对于医学教育的重视达到了顶峰，医学官员的职位级别是历代中最高的，地方医学教育更为普及，并且首次将医学教育考试正式纳入科举考试中。明清医学教育在以往的基础上发生了一些局部的发展和变化，如医学分科进一步具体和详细，医官的考试考核制度进一步严格，对医生实行末位淘汰制度等。但由于时代的变迁和时局的变化，明清以来随着西方文化的传入，西医也传入中国，对传统医学的应用和发展产生了冲击。

春秋战国之前，是中国古代医学教育形成的一个雏形期。这一时期，不论是"三皇"时代，尧舜禹时代，还是夏、商和西周，虽然医学教育还只是星星点点未成体系，但还是为日后医学教育的形成和发展打下了良好的基础。

（一）富有神话色彩的"三皇"时代

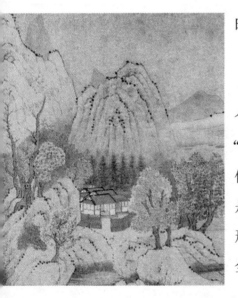

这个时期在人们的脑海里一直是一个神秘的时代，没有很明确的历史考证。"三皇"也不是指封建社会的那种皇帝，他们都是传说中氏族部落的首领，分别是伏羲、神农和黄帝，对于他们的记载，形象上是半人半神，每个人又都是通才、全才，这其中自然就包括所谓的医学能

力。

1. 九针伏羲

伏羲，大约生活于今山东的泰山地区。《帝王世纪》记载："伏羲画八卦，所以六气、六腑、五脏、五行、阴阳、四时、水火、升降，得以有象；百病之理，得以有类，乃尝百药而制九针，以拯夭枉焉。"《路史·后纪》记载："伏羲氏尝草制砭，以制民疾，而人滋信……"这些记载的内容讲的就是伏羲制九针，而有了后来的针灸，虽然和我们后世谈到的针灸还有区别，但可以说是应用针灸的鼻祖。《内经·素问·异法方宜论》《山海经·东山经》中也都对伏羲砭石针灸的来源、疗效和应用作出了总结和肯定。

2. 百草神农

神农，就是我们所说的炎帝，或称之为烈山氏，为今湖北省随县人。神农生活的年代，人们还是以天然的植物和狩猎来的动物为食，对于事物的有毒与否还不清楚，经常发生食物中毒或者消化不良，都是在一次中毒之后才会有所

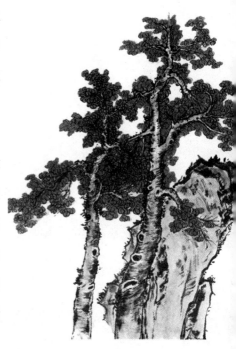

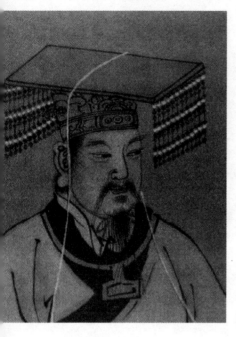

识别，可以说是最早对于食物是否有毒的鉴别时期。同时，由于吃了另一种食物或植物而使毒性缓解，这就又成了对于解药积累的一个时期。由于《淮南子·修务训》的记载："古者民茹草饮水，采树木之实，……时多疾病毒伤之害。于是神农乃使教民播种五谷，……尝百草之滋味，水泉之甘苦，令民知所避就。当此之时，一日而遇七十毒。"因此，后世的人们就把这种鉴别有毒、无毒和解药的功劳都归功于神农，就连《世本》《史纪纲鉴》《通鉴外记》等也都记载神农最早发现药物致病和治病双重功效的过程。这既是一种史实不详的表现，也表现出当时人们对于神的膜拜。

3. 医理黄帝

黄帝，姓公孙，今山东曲阜人。《史记·五帝本纪》记载称黄帝："生而神灵，弱而能言，幼而徇齐，长而敦敏。"就是说他聪明无比，这其中又蕴含了神秘色彩。对黄帝的记载很多，称其发明创造也很多，说明在黄帝的时代，医学可能已经进入到一个理论性的层次,《黄帝内经》就是最好的证明。虽然这是依托"黄帝"之名,但是也足以看出当时的医学理论已开始萌芽。

4. 芸芸众医

除了以上三者,在神农、黄帝时代还有很多其他医生。如:俶贷季——"理色脉而通神明";岐伯、雷公——黄帝时臣;桐君——"药王";俞跗——"外科先师"。此外,还有伯高、少俞、鬼臾区和马师皇等。上述医家都是当时与医学相关的杰出人士。

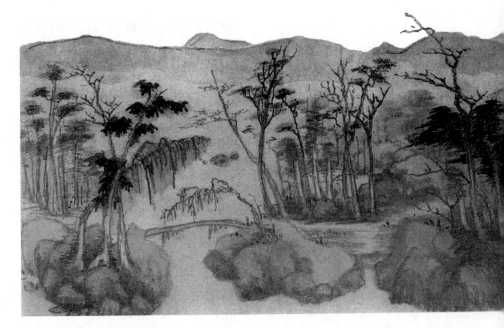

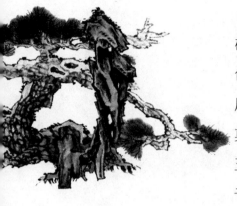

对于以上人物的记载并没有一个明确的史实，对他们的描述也都带有神话色彩，但这些人物对后世医学理论的发展和医学人才模式的发展趋向都起到了奠基的作用。从此时起，中医学就与四时、五行、水火等自然现象相联系；并且对于中医人才的要求也是"全才""通才"，这种要求一直延续到后世的医学考试选拔制度中。

（二）近乎完美的尧舜禹时代

这是一个被后人称颂为完美的理想化时代，这个时代对于人才的选拔和任用是后世未曾再达到的，甚至完美到后人认为当时的选拔制度是虚构的。

尧舜禹三代的人才选拔制度非常民主，包括民主推举、试用考察、禅让等。禅让制是一种现今无法再达到的选才制度。

相传，尧年老的时候，举行部落联盟议事会，各部落领袖都推举舜为继承人。尧便对舜进行了三年考核，认为他可以胜任，就命舜继位行政。尧死后，便由舜继任为首领。舜继位后也用同样的方式选拔首领。经过治水考验，禹在舜死后便成为首领。禹继位后也先后用同样的方式选拔了皋陶、伯益作继承人。这种经过民主方式推选首领的方法，就是禅让制，反映了中国原始社会末期的军事民主制传统。可是，禹死后，他的儿子启以父传子的方式继承了王位，以后历代相沿。禅让制因此废止了。

尧舜禹时代的禅让制虽然很快就被废止了，但是他对后世医学人才的教育和选拔提供了借鉴。

（三）西周以前，巫文化笼罩下的医学

前面所论述的"三皇"时代和尧舜禹时代，这些氏族的首领或者其君臣，在医学方面都有"巫"的色彩。同样，在其后的夏、商、周时代，医仍是由巫所兼任的，这是这一时期的医学特点。

1. 巫和巫医的产生

在人类社会刚刚形成的时候，人们的认知水平还很低，虽然在不断地增长，但对当时很多自然现象还不能充分理解。万物的生死、人的生死轮回等，对他们来说都是一种神秘的现象和无法解释的

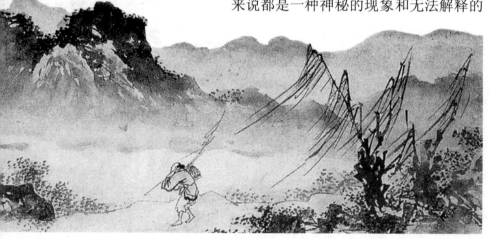

谜团，他们认为这是一种危险的现象，因此就产生了可以为之祭祀和祈祷的一类人——巫。巫并不是我们普遍意识中的那种只会做法和使用巫术的"神棍"，而是那些通晓天文、宗教、占卜、祈祷、望气、占梦等技能的专职人员，当然也是通晓医术的"巫者"。

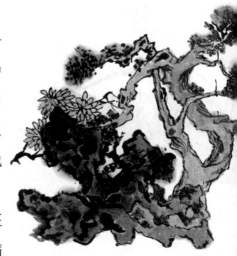

巫产生之后就有了巫医的出现。医学发展的历史告诉我们，对于人类疾病的认识不是从内科开始的，而是外科。那时的人类需要靠打猎和劳作为生，不免遭受皮肤上的外伤，这种疾病是可以被人很好理解的，但对于那些看不见、摸不着的致病因素：外感六淫、内伤七情等引起的疾病，当时的巫医还无法作出科学的解释，因此只能认为其是冒犯神灵或者鬼魂附体之类，以此来解释疾病的发生。

对于巫医的产生，文献中不乏记载，《山海经·海内西经》中记载有巫彭、巫抵、巫阳、巫履、巫凡、巫相等。《大荒西经》中记载："大荒之中……有灵山，

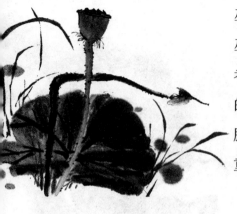

巫咸、巫即、巫盼、巫彭、巫姑、巫真、巫礼、巫抵、巫谢、巫罗十巫……"在考古上，最具有说服力的是在河北发现的一处商代遗址，所葬之人，头边有卜骨，脚边有针砭，这就说明了其巫和医的双重身份。

2. 巫医之术

巫医主要通过祝由、禁咒、气功等为人们治病。相传效果神奇，苗父和俞跗便是其中的代表。在《黄帝内经·素问》中，黄帝与岐伯也对巫术进行了探讨。岐伯认为，巫术主要是通过心理暗示和气功达到治疗的效果的。

巫医的产生，既是一种时代的需要，同时也是当时人们心理的一种反应，把不可以理解的东西作为鬼神来理解，人类发展到今天仍是如此。巫医对于后世医学的发展同样作出了贡献，要求医者通晓各方面的知识，明确自然环境与人体疾病有关，也是从那时起给中医蒙上了一层神秘的面纱。

（四）形式多样的学校教育

在西周之前，是没有专门的医学教育的，医学教育多融入在众多的教育中，这一时期的学校教育为西周医学教育的形成奠定了基础。

原始社会末期就有了学校的萌芽状态，称为"成均"或"虞庠"。"成均"的本义是在氏族部落区，人为地整理出一个宽阔平坦的广场，寓意为可以上课的地方。"虞庠"指的是米库，因为远古时代都是老人掌管米库，并附带教育小孩子，也蕴含了学校的含义。其实这两者还不是专门意义上的学校，但是开启了后世学校教育的大门。

1. 夏、商时期的学校教育

真正意义上的学校是从夏代开始的，形式上主要有"庠""序""学"，这些都是学校的形式。而当时主要的内容是"射"，即军事教育以及敬老养老的教育。夏代是我国文明时代的开端，而这

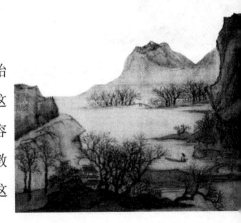

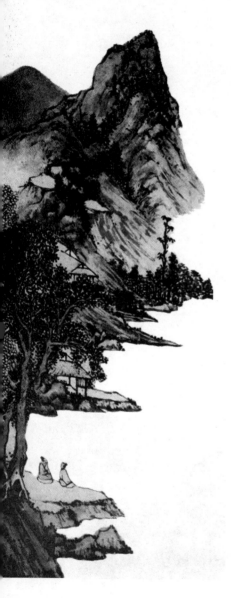

一文明时代的开端又主要表现在这种奴隶制的学校教育上，是非常有意义的。

商朝的学校教育除了上述三种形式之外，"瞽宗"是另外一种新形式，其原意是祭拜乐祖的神庙，主要教授的内容是音乐。除此之外，甲骨文中表明，商代已进行读、写、算的教学，也出现了专门的教师职业，这说明商代的学校教育已比较完备。

2. 西周的学校教育

西周的学校教育已初具规模，中央和地方都建有学校，并且已经形成了一定的管理制度。

（1）中央官学

西周的中央官学又称为"国学"，同时将其分为"小学"和"大学"。小学的层次分级很系统，有根据地方级别不同而分的"校室"（相当于私塾）"乡学"（相当于乡之小学）"庠"（相当于乡之大学）。大学的分类也很明确，只有两类，一类是诸侯之子的大学，名为"泮宫"；天子的大学，名为"辟雍"。据文献记载，天

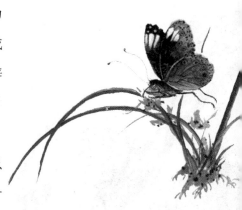

子之大学又根据位置和作用的不同分为东学之"东序"，西学之"瞽宗"，南学之"成均"，北学之"上庠"，加上中央国学之"辟雍"，统称为"五学"。

（2）地方官学

西周的地方官学又称为"乡学"，虽然称为地方官学，但是还只是设立在一级的行政区内，与天子所住之处相距不远，相距较远的地方并不全都设有学校，即使有也只是教化民众所用。

3. 初期学校教育的特点

不论是夏、商还是西周的学校教育，不论是安排在地方还是中央，不论是"成均""序""庠""学"，还是"泮宫"，受教育的对象都是贵族或是诸侯之子，平民百姓得到教育的机会很少，这为后来医学教育的诞生埋下了伏笔。

（五）初见成形的西周医学教育

巫医这个身份不是在西周开始之时就消失的，而是一直持续到西周的中后

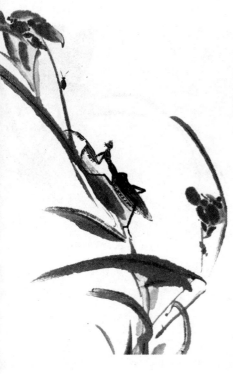

期，其在医学的发展中还起到了一定的积极作用。随着时代的进程，巫的作用范围越来越窄，医的身份越来越明确，渐渐地，医学也有了自己比较完备的制度。

1. 医学分科

医学不仅从巫中分离出来，也产生了自己的分科。

（1）临床医学与预防医学的分科

这一分科说明中医从一开始就注重预防保健，为后世医学教育的进一步细化奠定了基础。

（2）临床医学内部分科

《周礼·天宫》中将临床医学内部再分为食医、疾医、疡医、兽医。食医指营养医生；疾医指内科医生；疡医指外科医生；兽医与当代含义相同。

（3）临床门类下再细化分科

在食医、疾医、疡医、兽医的基础上，又继续细分出不同科种从事具体不同事务的人。可以看出，医学教育的细分程度也很高。

2. 医生分等

周代医师中，根据食医、疾医、疡医、兽医的不同需要，又配有不同人数、具有不同技术等级的上士、中士、下士医生。同时根据食医、疾医、疡医、兽医在宫廷中发挥作用的不同以及具有能力的高低，受重视程度也不尽相同。

3. 管理制度

周代时将医生设在"天官"系列，只接受天官之首——冢宰的直接管理。具体的事宜还有具体的安排，说明对医生的管理还是很明确、严格的。

周代的医学教育和医生制度，是中国医学教育的开端，虽然还有很多不足，但是确实为后世医学教育的继续发展奠定了基础，同时也形成了一定的模式，供后世所参考。

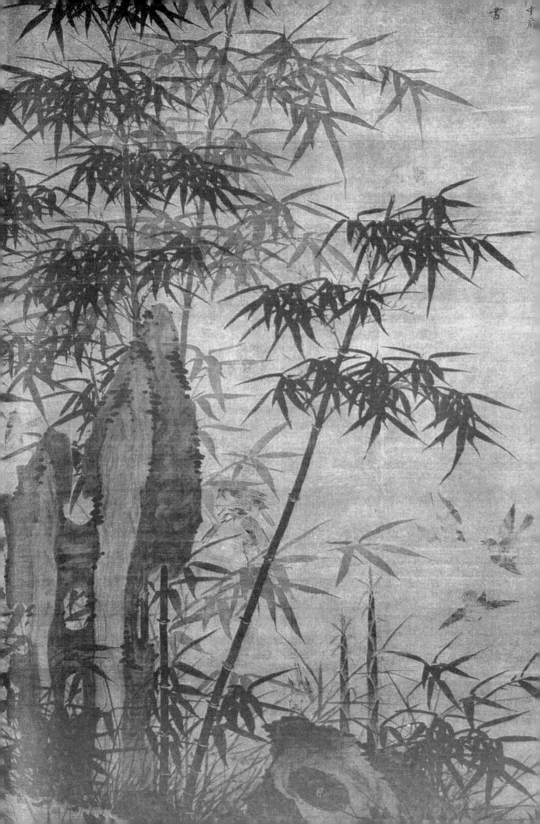

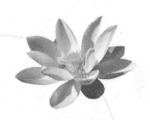

二、春秋战国时期的医学教育

春秋战国时期是中国传统文化大发展的一个时期，那时百家争鸣，产生了不同形式、不同宗旨思想的丰富文化。医学教育也随着文化的丰富和进步得到了发展。

（一）顺应潮流——春秋战国时期的文化背景

随着西周的灭亡，东周走向了历史舞台，但此时的国家权力已大不如前，各个诸侯越发强大，逐渐地凌驾于天子之上，天子只能靠诸侯们的"扶持"和"贡献"维持其表面威严。在这种形式下，文化和教育的局面又发生了改变。

1. 最早的学术普及——学术扩散现象

前面已经提过，西周的教育形式是"学术官府"，而随着天子的没落、国家实力的减弱，一些掌管学术典籍的有识之士纷纷散落到诸侯国中。最具有代表性的两次文化大迁移，一次是掌管周史的太史司马氏离开王室前往晋国，带走大量典籍；另一次是周景王之子带大量文献典籍逃往楚国。随着宋国墨子创立了墨家学派，鲁国孔子创立了儒家学派，楚国老子创立了道家学派，宋、鲁、楚三国成为了东周三大文化中心。

2. 文化的新生力量——士阶层的崛起

春秋之前，教育主要面对的是天子和贵族，因此，具有学识的人大都也是贵族之子。到了春秋时期，连年战乱，

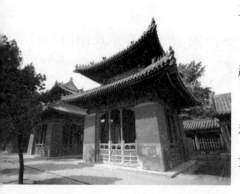

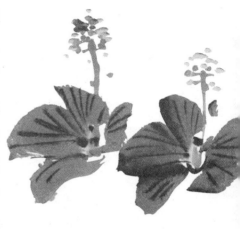

加之学术的扩散，对人才的需要越来越多，有机会学到知识的人也越来越多。因此具有才学之人的身份与以往发生了变化，一是没落的贵族，如孔子就是这一类的代表；二是王室的礼乐官员，如老子就是这一类的代表；三是一些新兴职业的后人，如农工商之子一类，墨子就是这一类的代表。这一阶层虽然有不同的背景，但他们都有很强的政治追求，并且可以将学术文化加以传播，为中国文化的发展奠定基础。

3. 教育开始大众化——官学的衰落与私学的兴起

国家实力减弱，天子实力丧失，国家已无力维持正规的国学教育，加之众多有识之士的离开，国学教育已走向名存实亡的境地，有的只是不正规的教学和对民众形式上的教化。随着学术扩散和士阶层的崛起，私学教育成为培养新人才的最好土壤，因而更多的人得到了学习的机会，其中最具有代表性的私学便是孔子的收徒教学，为后世私学的继续发展提供了借鉴。可以说官学的衰落与私学的兴起是学术扩散和士阶层崛起的必然结果。

（二）顺势而变——医学教育的转型

随着文化传播和教育形式的转变，伴随着诸子百家学术争鸣的局面，医学教育也在这一时期发生了变化，可以说是一个转型期，同时也是一个模式期，为后世所仿效。

1. 责任的明确——官医与民医共存

西周时对官医和民医就有了区分，但不是很明确。到了春秋时期，官医与民医的区别比较明显。

官医主要负责为王侯和贵族大臣治病与保养，有时还会受到他国的邀请，前往他国为君侯们治疗疾病，因此这一类医生会受到比较高的礼遇和尊敬，一些重人才的君王也会用重金招揽有识之士。随之而来的就是侍医的出现，整日

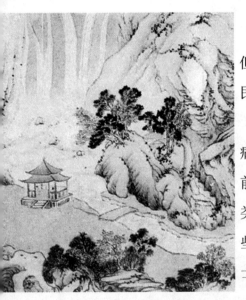

在君王身边加以侍奉。这一时期，人才的流动比较频繁，既有君王招揽有才华之人，又有毛遂自荐的有真才实学之人，这些都使医生的地位得以提高。

民医中也不乏顶尖之人，长桑君、扁鹊就是这一类人中的代表。他们周游列国，为百姓行医疗病，同时也会受邀于王侯为之看病。民医的踪迹遍布各个诸侯国，既为人解除了痛苦，也使医学得以更好的传播。

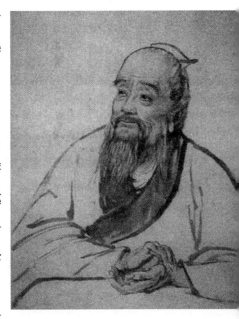

2. 细化的传播——医学教育和传承的改变

官医与民医分工的越加明确，以及过往一些官医的流落民间，使得医学教育的传承发生了改变，出现了一些新特点：

师傅和徒弟——医学教育传承模式的改变

医学传承的模式，从传者和承（接受）者的关系来看，如果加以细分，可以分为君臣传承，师徒传承和父子传承；但要是从整体上说，传者与承者两人就是

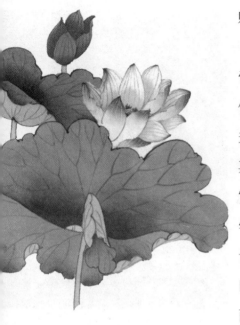

师傅和徒弟的关系。

君臣传承，最具有代表性的就是《黄帝内经》中所提到的黄帝与其众位臣子，他们之间的对话，既反映出了君臣之间的关系，也透漏出了他们之间的师徒关系。其中，最具有代表性的就是黄帝与岐伯，它以黄帝问、岐伯回答的形式展开了对医学的研究和探讨。例如《素问·六节藏象论篇第九》中，"帝曰：藏象何如？岐伯曰：心者，生之本，神之变也；其华在面，其充在血脉；为阳中之太阳，通于夏气……"除此之外，少俞、少师、伯高也都是身兼皇帝臣子与老师的双重身份。至于雷公，他是皇帝的臣子，也是黄帝的徒弟，是另一种形式上君臣师徒关系。

师徒传承，这里说的是狭义的，以长桑君和扁鹊，扁鹊和他的学生子阳、子豹为代表。对于长桑君和扁鹊的描述和记载仍带有一定的神秘色彩，《史记·扁鹊仓公列传》中记载："舍客长桑君过，扁鹊独奇之，常谨遇之。长桑君亦知扁鹊非常人也，出入十余年，乃呼扁鹊私坐，间与语曰：'我有禁方，年老，欲传与公，公毋泄。'……乃悉取其禁方书尽与扁鹊。"可以看出，人们对待这种传承方式的态度非常庄重，也反映出这一时期选择传承对象的特点。并且这一时期形成的这种师徒传承方式一直是中医药知识传承的主要形式，即便设立了专门的医学学校，它仍然是历代医学教育中培养医药人才的重要途径。

父子传承，也就是我们所说的"家传"。这是医学教育在家庭内部的不断流动，同时也遵循"传男不传女，传长不传次"的"规则"。这种传承方式也是非常普遍的，也将"家传"这种传承的形式演变为"祖传"——一种较为有说服力的传承效果。同时还引出了后世对于"医不三世，不服其药"的争辩和研究。这种传承方式虽然有利于家庭特色医学的延续，但同时也造成了一些医学理论的失传。

医学传授对象的选择：

医学教育的传授自古以来非常严谨，从上文长桑君和扁鹊之间的师徒关系的形成就可略见一二。既有医学行业自身的特殊性，又对所学之人的水平和悟性有非常高的要求。

第一方面：得其人乃传。

"其人"，就是符合这个标准的人，指的是具有良好的品格、毅力和智力的人。无论学什么，都要对所学知识有一定的兴趣和激情，并对其有较高的悟性。医学是一门很特殊的学问，它的很多理论比较抽象，需要做更多的思考和琢磨，需要较长的时间才能悟出其中的道理，这就要求所学之人有坚定的毅力和长久的耐心；更重要的是医学要求所学之人有很强的责任心和使命感。因此，在传授医学时，要传给符合标准的"其人"。

第二方面：得其人必传。

医道传授要慎重，但在遇到"其人"时也一定不能错过，否则就是对医学事业的损失，这个是强调为师者的责任。

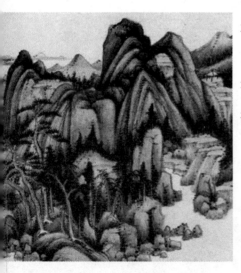

这一点看似简单，但要为师者不错过任何一个符合标准的人，是很难实现的。

第三方面：因其人而传。

为师者找到了"其人"，但是每个"其人"的禀赋水平是不一样的，要根据每个人所擅长的方面进行传授。《灵枢·官能》中强调：视力好的，教他望诊；听力好的，教他闻诊；善于言谈的，可以从事医道的讲解；沉着安静、心细手巧的，可以教他运用针灸方药等等。这些都是根据所学之人自身的特点来确定传授知识的方向。这是对"其人"传授技能的一次革新，对后世医学教育具有重要的意义。

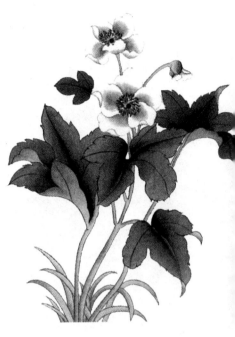

第四方面：非其人不传。

"非其人"正好与"其人"相对照，就是不适合从事医学学习的人。这不仅关乎所学之后的成果，若心术不正，极可能有害于人类的生命。《黄帝内经素问注·序》中提到"惧非其人"，体现出了医家们对传授医理的重视。

传授的内容与方法：

在内容上，不仅传授医理知识，还

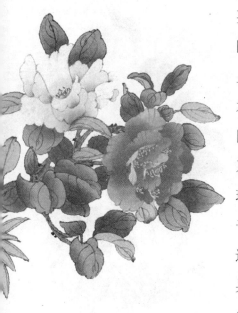

要求学生掌握与医理相关的知识。对于医者这一方面的要求由来已久，从"三皇"和尧舜禹时代就要求医者达到"全才""通才"标准。这不仅是因为医理同天文、地理等很多方面有着紧密的联系，而且人体疾病的发生与自然和社会环境都有着息息相关的联系。此外，对于医者的要求，除了掌握自家医理之外，还要精通各家医理，取长补短，有利于自身医学知识的丰富。最为重要的是，汲取各家所长之后，还要善于整理、归纳和总结，才能将医理更好地运用和发挥。

在方法上，学生要善于诵读和理解，师者则要经常讲解、启发，使学生可以将理论学习和实践应用相结合。《素问·著至教论》中强调学生的学习过程要做到"诵"，即对经典反复诵读；"解"，即经常向老师询问不易明白的地方以求解答；"别"，即能够整理、归纳和总结所学习的内容；"明"，即真正明白所学的内容；"彰"，即将所学的知识加以运用，并收到良好的效果，这一过程是在前面四个过程的基础上才可以实现的。此外，为师者对于学生提出的问题也应该有所要求，提出的问题是否具有深度，也表明学生的钻研、领悟程度。

另一方面就是实践，学到的医理能够应用才是最为重要的。《黄帝内经》中就一再强调理论学习与实践的结合。《素问·气交变大论》中有"善言天者，必应于人；善言古者，必验于今；善言气者，必彰于物……"《素问·举痛论》中有"善言天者，必有验于人；善言古者，必有合于今；善言人者，必有厌于己"。这些论述，都是在强调时间对于检验理论和经验的重要性。与马克思主义"实践是检验真理的唯一标准"的理论相呼应。

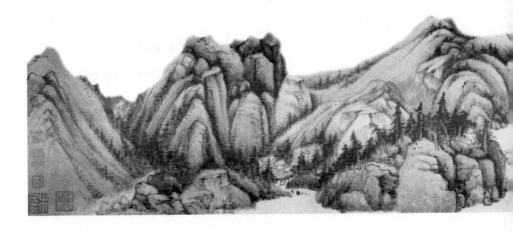

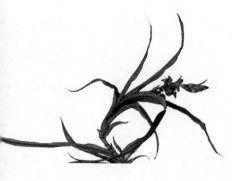

（三）能力的分级——医生等级的标准

《黄帝内经》中"工"就代表医，代表一切从事治病技术的医生。上工、中工、下工或是良工、粗工的称谓是就代表给医生进行了等级的划分，这种划分的根据是医者的治疗水平。具体如下：

1. 是否具有各方面的知识，如要通晓天文、地理、人事等方面的内容，即是否是"全才""通才"——上工的必备条件。

2. 是否掌握丰厚的医学理论知识——工的基础条件。

3. 是否可以将理论知识应用到临床实践中，并很好地运用。

4. 是否能预测疾病的发展趋向，做到"治未病"——上工的决定条件。

从分级的标准可以看出，由于巫与医刚刚分开不久，人们还没有明确的认识，而且也说明医生之间的水平差距比较大，所以造成了这种按照医疗水平分级的局面。但这种说法一直被沿用。

（四）第一部医学教育经典——《黄帝内经》

《黄帝内经》中记载了丰富的医学理论知识，这些医学理论在中医学的发展中占有了不可动摇的地位。不仅表现在医学理论在临床上的应用和其他医家的借鉴与发挥，还成为了我国长久以来医学教育和医学考试的范本书之一。

《黄帝内经》的主要内容包括对中医学整体观念的认识、阴阳五行学说的应用、脏腑经络学说的论述以及对于疾病采取辩证论治以及治疗疾病的"治未病"思想。因此，此书成为了一部里程碑式的著作。

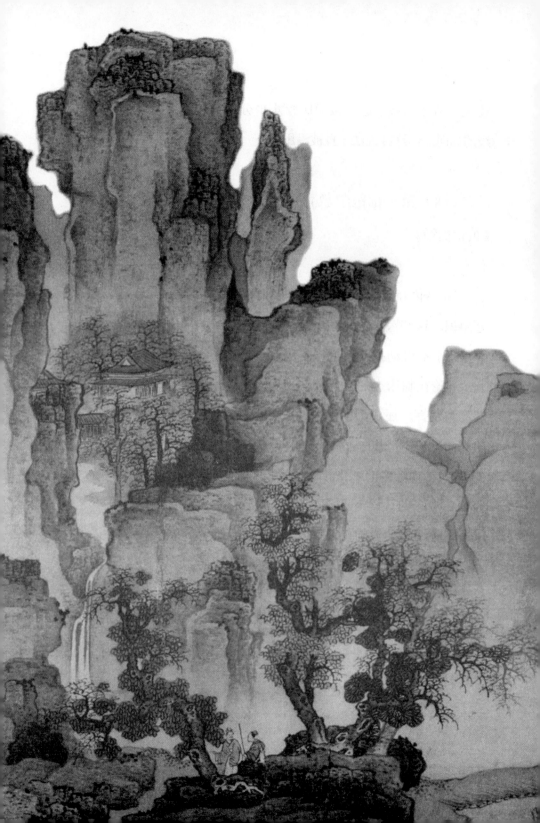

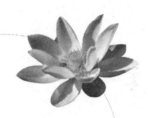

三、秦汉时期的医学教育

（一）秦国的相关医学教育情况——奠基

春秋战国之后，秦统一了六国，进行了封建制度的改革。秦朝的医学制度基本沿袭了春秋战国时期秦国的传统，许多方面也由于国家的统一变得更加稳固。在医学教育方面，并没有很大的改变，只是从国家到地方的医疗层次更加分明，制度更加严谨，分工更加明确，为后世医学制度的发展提供了参考。

医学书籍在这一时期没有因为"焚书坑儒"而遭到很大的冲击，当时国家明确提出"医药之书不在之列"，从另一个方面可以看出秦朝对于医学的重视。同时，一些儒家人士为了逃避灾难，纷纷"转行"为儒医，也在某一方面促进了医学的发展，将儒家思想更进一步渗透到了中医理论中。

（二）汉代的相关医学教育情况——成形

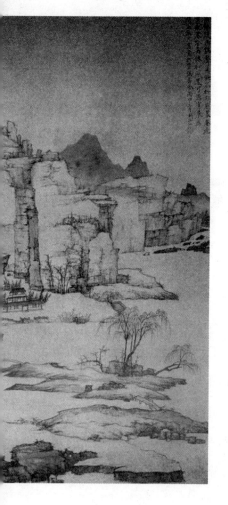

由于秦朝统治的残暴，经过两代就被汉取代，汉朝采取了一些促进封建经济的措施，使国家和社会日趋稳定，医学制度也在这个时期得到了充分的发展，汉代的医学教育制度已初具规模（官学与私学并存）。一方面，官学的格局完整，中央官学和地方官学的模式基本形成，奠定了以后历朝历代官学的基本格

局。另一方面，私学重新兴盛，与官学相互交织，共同为医学事业培养出大量的可用之才。

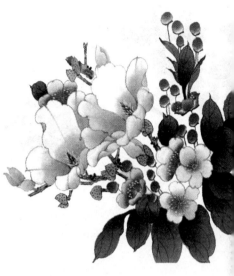

1. 官学

（1）太学

董仲舒倡导"兴太学，置明师，以养天下之士"，汉武帝根据这个建议设立了太学。太学隶属于太常，将博士作为太学中的老师，博士主要由朝廷以征聘、举荐或考试的方法选取。博士的职责除了教授弟子之外，还参与朝廷中的疑难之事，以及地方的教育事宜的商讨。太学里的学生称为"博士弟子"，其选拔方法分为：一者是一些地方官员或皇亲贵族中喜好学习、尊敬长上、关心政治、品德优良之人；二者是来自民间十八岁以上礼仪端庄之人，作为候补之用。

太学的教育没有年限，达到毕业水平之人，参加毕业考试，根据分数的水平授予一定的官职。

（2）宫邸学

宫邸学实质上就是为皇亲国戚设立

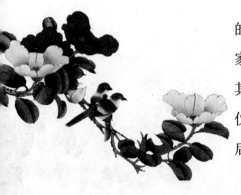

的专门的教育机构。教育对象一者是皇家贵族的后代；二者是皇宫中的女子。其主要教授的内容是儒家经典和一些礼仪教育。是汉代官学中的一大特色，对后世产生了积极的影响。

（3）鸿都门学

鸿都门学创立于东汉灵帝，因其地址在洛阳鸿都而得名。教育的对象是各个州郡所推举的诗词歌赋均有所长的人。所教授的内容主要是文学、艺术等一些非传统儒家经典的内容，有打破常规的意味和展示学生个性才华的倾向，极大地丰富了汉代官学的教育内容，促进了文学艺术的发展，其影响和价值远远超过其存在的本身。

（4）郡国学校

属于汉代的地方官学，以各个行政区作为划分的依据标准，汉武帝时没有得到普遍的推行，至平帝时才真正得到普及，标志着真正地方官学的开始。

2. 私学

私学经过战国时期百家争鸣的繁荣

和秦朝的全面禁止之后，到了汉代，再一次发展得更加繁荣。

　　私学在官学完备的汉代仍然可以得到很好的发展，原因有三个方面：一者武帝之初，官学刚刚开始，只有太学，地方官学教育系统并不完备，民间的教育全赖私学；二者官学所覆盖的范围毕竟有限，无法满足所有人接受教育的要求，加之封建等级观念的存在，大部分人的教育有赖于私学；三者一些儒学私家受传统观念的影响，更倾向于私学教育。这些原因的存在为医学在民间的发展和普及产生了极为深远的影响，使医学的传承方式更加丰富。

　　汉代的私学教育，不再是过去根据

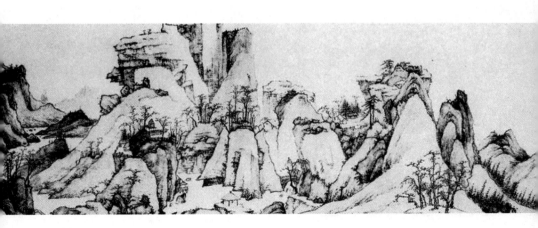

先生个人习惯的"随意教育",也具有了一定的模式和教育流程。第一阶段是启蒙教育;第二阶段是经书的学习;第三阶段是专经的传授与学习。从浅到深,从宏到专,私学的教育也更加规范,为后世书院的成立提供了参考。

3. 选士制度与医生的选拔

(1)选士制度——察举制

察举制,即先考察再举荐之意。察举制最早源于汉高祖,初步形成于汉文帝,在汉武帝时正式定制加以实行。察举的科目主要有两类:一类是一般性的科目,地方州郡会根据朝廷设立的标准,进行举荐;另一类是特殊科目,是皇帝根据特殊需要,设定特殊的考试科目,从而选拔出一些特殊的贤能人士。

察举制有利于国家进行人才的选拔,满足国家对人才的需要。其积极意义在于:一方面丰富了人才考核的方法,可以使更多的人才被发掘,也可以使国家最大限度地获得更多更好的贤能之士;另一方面,推荐与考察并存,可以

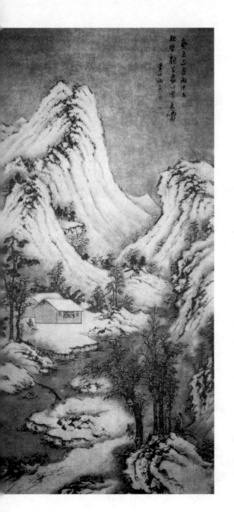

更加全面地衡量相关人士的水平，既防止了举而不实，又避免了一纸试卷的片面性。

（2）汉医的选拔任用

两汉的医学人士都是经过官学或者私学的学习，再经过察举制，得以彰显自己的才学，发挥自身的作用。

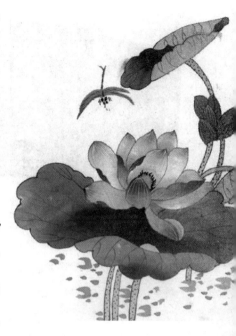

汉代的很多官医都是从太学中"走"出来的，因而太学也成为了产生汉代官医的主要场所。但由于太学教育对象的限制，很多可造之材失去了受教育的机会，即便中央官学和地方官学不断地完善，受教育的群体仍然很有限。私学在这种情况下，起到了积极的作用，弥补了官学的缺陷，使更多的人受到了教育，这其中就包括医学的教育，使得医学事业的发展日趋完善。

察举制在创立之初确实为国家的发展提供了众多的人才，有利于国家的发展和社会的稳定。但在实施过程中，逐渐产生了弊端。选举的大权掌握在贵族手中，举荐贤能演变为结党立派的工具，

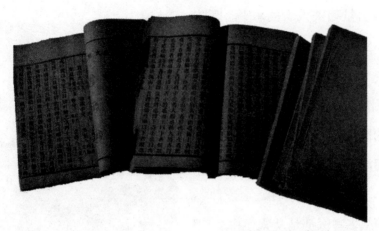

医士的选拔也慢慢失去了公正，不再是举荐真正的人才，很多时候出现"举而无用""举而非用"的现象。这种选拔制度，在东汉后期已经彻底失去了作用，掌管医学最高权力的人士竟然不明医理，又怎能处理好医政事务。

总之，秦汉时期的医学教育对于整个医学教育格局的发展具有重要的历史地位，起到了积极的铺垫作用，为后世树立了参考的模式。

4. 传世教育经典的形成

（1）《神农本草经》——本草学教育经典

《神农本草经》是我国现存最早的本草学专著，为先秦至秦汉时期药物学的集大成之作。它创设了药物分类法，提出了关于药物的基本理论，阐述了临床用药的基本指导思想，正确分析和记载了大量药物的功效，记述了炼丹术等方面的经验，在唐代以后成为国家医学教育本草考试的范本。

（2）《伤寒杂病论》——临床教育的经典

张仲景所著的《伤寒杂病论》集前世众多医学名作之旨，开创了完整的辩证论治体系，其方剂的配制功效优良，被后人奉为"经方"，在对疾病的整个治疗过程中，理、法、方、药、预、养充分结合在一起，宋代以后成为国家医学考试的科目。

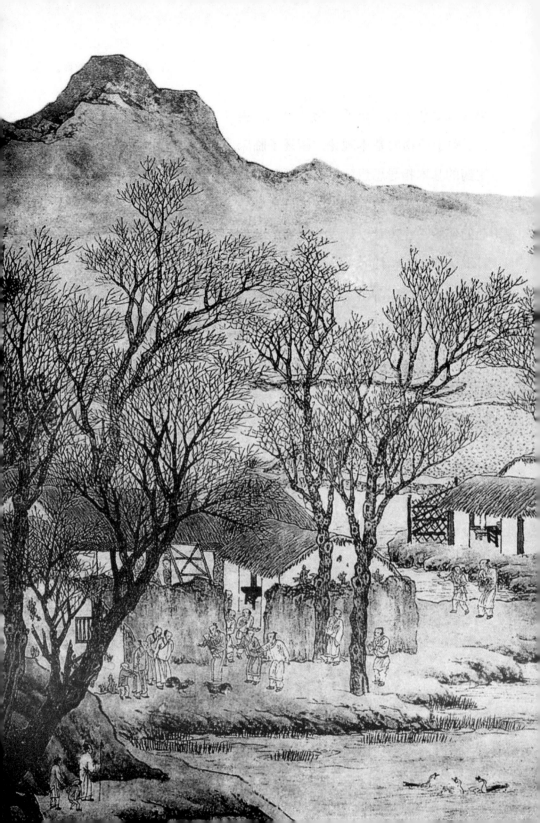

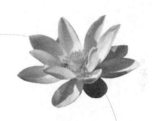

四、三国两晋南北朝
时期的医学教育

三国两晋南北朝时期是一个群雄割据的时期，每一个王朝统治的时间都不长，是一个战乱频繁与封建割据此起彼伏的年代，加之少数民族文化的融入，造成了这一时期文化的多元性。而不同的文化角度，不同的政府教育机制，促使教育体制较汉代又有了长足的进步。

这一时期文化教育总的趋势是从汉代儒学独尊的单一格局向多种文化思潮并存格局的转变。首先，不同地域、不同民族应用不同文化，根据不同的国情推行教育政策，呈现一种多元的局面；再者，玄学开始被人们所推崇，佛教的广泛传播，道教的再次繁盛，同早先处于主导地位的儒学，形成了玄、佛、道、儒共存的局面。同时，这种共存的局面在三国两晋南北朝的不同时期又各有差异。这种多元的局面不仅展现出当时中国文化的丰富，又说明在战乱割据的形势下，人们没有放下对于文化的研究，并不断地对文化进行探索和发展。

（一）专科教育的兴起

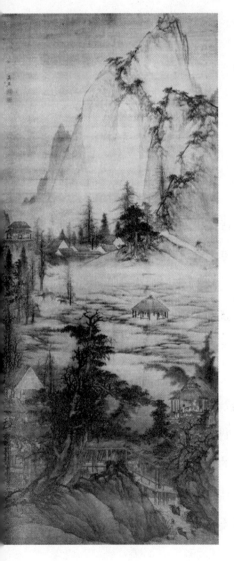

三国两晋南北朝时期，儒学不再是唯一的文化形式，除了玄、道、佛，又陆续出现了史学、文学、律学、书学、算学等各种具有很强专科性质的学问，这其中也包括医学。尽管当时的专科教育还刚刚处于萌芽状态，教育的形式、内容和规模都不完备，但这种发展的大趋势确实形成了。

汉魏之际，人们已经开始探求在政

治、军事、外交、思想、文化等方面出现的新问题，借助以往各家的传统思想，寻求思想的进步，产生了多种思潮并存的局面，史学、文学、律学、书学已经开始成为独立的学科了。

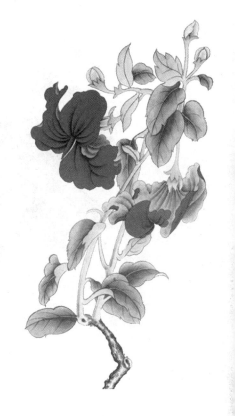

南朝时期，人们开始总结过去动乱的原因，分析证实混乱的缘由，探求更新的人生价值，儒、道、佛、玄四家得到了更多的重视，史学、文学、律学、书学、算学和武学也备受青睐，文化在积累中越发成熟，专科的内涵更加丰富。

专科教育在这一时期经历了两个发展高潮，一个是三国两晋之际，这一时期国家局势动荡，但文化更加活跃，许多学科开始真正独立，虽然儒学在这一时期仍然占有比较重要的地位，专科教育没有得到更进一步的发展，但为后来专科教育的正式确立奠定了基础；另一个高潮是南北朝时期，局势相对稳定，专科教育在私学中取得了成功，南朝宋国正式开设了医学教育，宋文帝办儒、玄、史、文四馆，宋明帝开道、儒、文、史、

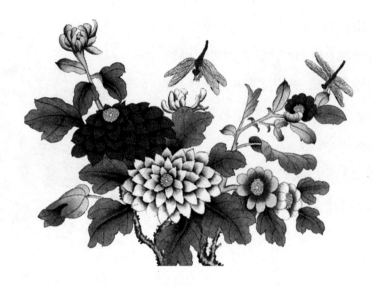

阴阳五科，多学科的教育格局开始出现。

（二）这一时期专科化的医学教育情况

专科教育的兴起，使医学教育也逐渐走入了统治者的视野，专科性的医学教育初露端倪。

晋代时皇家开始设立药园，从事药物种植人才的培养。南朝宋国，开创了我国正式由政府设立医学教育的先河。

总体来说，三国两晋南北朝时期，是一个医学知识比较普及的年代，当时的人们盛行吃寒食散，这都是需要有一些医学知识才可以进行的，当时的名门望族为了维持家业的兴盛，提倡孝道，作为晚辈懂得一些医学知识是非常必要的。当时的整个大局势比较动荡，医学人才缺乏，从而将医学称为一种"便民之术"。

这一时期，由于国家局势的不稳定，史书中对这一时期医学教育的具体内容记载不是很详尽，但从后来隋唐时期医学教育的繁盛程度可以推断出，这一时期的医学教育应该会比较发达，这样才会出现后世更加繁茂的医学教育格局。

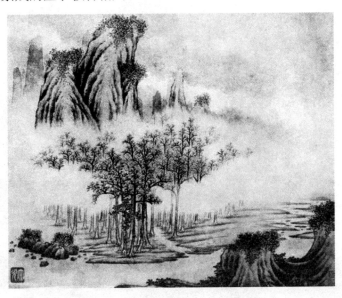

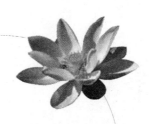

五、隋唐五代时期
的医学教育

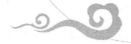

（一）隋朝的相关医学教育情况——承前启后

隋朝的建立，结束了中国长达将近四百年的战乱割据局面。隋朝的统治时间虽然不到三十年，但在政治、经济、文化、科技和教育制度等方面都进行了改革，并在某些方面有所突破。

1. 科举考试制度的开创

隋王朝的建立结束了分裂，但由于

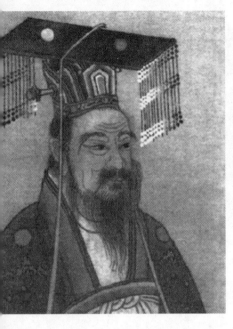

长年的战乱，国家急需有助于国家建设的多方面人才。原来的九品中正制既不利于中央集权的加强，也不适于社会的需要，在这种情况下，国家将选拔人才和任免官员的权利集中到中央尚书省的吏部，由吏部尚书和吏部侍郎直接掌管各级官吏的选拔。

隋文帝已开始采取一些措施向科举取士制度过渡。隋炀帝明确提出了十科举人的科目，分科考试选拔人才的旨意越加明确。此时的科举考试制度仍属于开创阶段，在诸多方面还不够完善，但已经揭开了考试选拔人才史上的新篇章，标志着科举考试制度的正式产生。

科举制度，就是采取分科考试的方法，选拔人才、官吏的一种制度。凡有意人士皆可自由报考，以考试为中心，录取的唯一标准就是试卷反映出来的成绩，而不是由地方察举。这种考试录取的方式有了客观的标准，不再重视人才的出身，而注重考察报考人士的真实才能，是中国选士制度上的一次进步，预示着中国科举时代的到来。这种考试制度创始于隋朝，确立于唐朝，历经宋、元、明，一直延续到清末才被废除，在中国历史上存在了一千三百多年，对中国古代政治和文化教育产生了深远的影响。

2. 隋朝的教育制度和医学教育制度

隋朝的教育制度，还是以官学和私学为主要形式，但在某些方面进行了重大改革。

（1）学校教育制度

隋朝在官学上，对学校教育制度做出了重大的改革和创新。建立了比较完整的经学教育体系，初步建立了职业教育体系和实科教育体系，对之后各代的教育制度有着深刻的启示意义。

隋文帝重视教育，设立了国子寺，专门掌管教育事业，是我国专门设立教育行政机关和设置专门教育之官的开端。其中的实科教育中就包括医学教育。隋朝始创实科教育，包括书学、算学、律学和医学。其中的医学由太常寺主管。

在私学上，即使国家重视官学，私

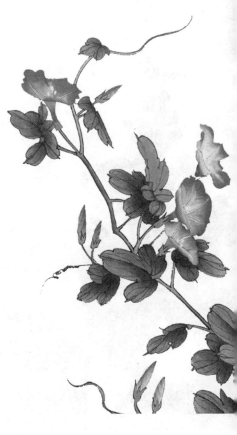

学仍然是教学的主要形式。私学教育重视师承关系，教学内容丰富灵活，重视个人才学的发挥，任何一种教育都可以通过私学教育进行，这其中也包括医学。

（2）隋朝的医学教育制度

隋朝的教育改革中也包括医学，而且医学教育的改革既具有突破性，又具有开创性。隋朝在保持过去医学教育重视家传和师承的传统下，又建立和完善了医学教育的专门主管机构——太医署。负责教授学生各种医术，为学院式的医学教育开创了一个崭新的局面。

隋朝的医学教育由太常寺主管，下设有太医令、太医丞、主药、医师、药园师、医博士、助教、按摩博士等不同的官阶和相关人士。在隋炀帝时又增加了医监和医正。太医署由以上人员分成三批，分别负责行政、医疗和教学。

行政方面：最大的行政长官为太医令，掌握各种切实的医疗之法，也是精通医药的专家。太医丞是太医令的助手。到隋炀帝时的医监和医正，既负责行政，

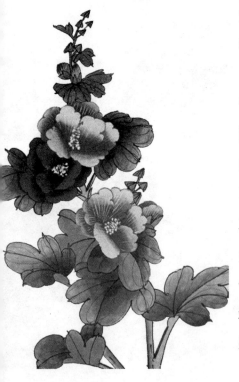

又分别相对应地参与医疗和教学。

教学方面：其实，学校式的教育起源于魏晋时期，那时就设有博士和助教，随后的各个朝代对其均有继承和发展，但在具体的设置、规模和制度上记载不详。

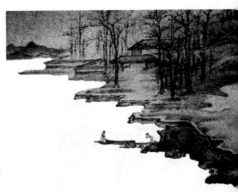

隋朝时期，医学教育在设置、规模和制度上都有了比较完备的规定。教育内容方面，除了医学教育，还开设了药学教育。教育的形式实行分科施教，设有医师科、按摩科、祝禁科和药学科。

医师科教育人员中有博士2人、助教2人、医师200人、医学生120人。医博士主管教授学生诊病和治疗的方法。值得说明的是，此时的针灸科还在医师科教育内容之列。

按摩科有按摩科博士2人、按摩师120人、按摩生100人，按摩博士主要教授学生经络和穴位的按摩方法。按摩科在隋朝的重视程度是中国历朝历代中最为突出的，巢元方的《诸病源候论》作为病理学的专书，也介绍了许多通过按摩导引治疗疾病的方法，可见当时按摩

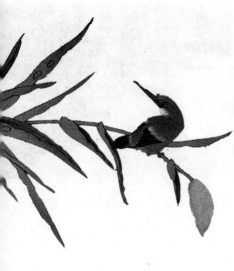

科的受重视程度。

祝禁科中的祝禁博士主要以民间各种驱邪却病的手势、步法、身法及咒语教授学生。

药学科设有主药2人，药园师2人及学生若干，主要教授学生辨别各种药材的产地、良莠、药性和种植的方法。

隋朝的医学师生最多时候达到将近600人，可见当时医学教育已经受到了很高的重视。虽然隋代存在的时间不是很长，但由于国家的重视，为唐代医学教育的繁盛奠定了坚实的基础。

（二）唐代的相关医学教育情况——规范与完善

唐代是中国历史上最强盛的王朝之一，国家采取了一系列开明的政策，社会趋于稳定，经济得到了较好的发展，文化在平稳的社会环境中不断进步，教育水平也大大提高，这使得国家在政治、经济、文化、教育等多个领域都达到了非常高的水平，医学教育也有了更高层次的提高和规范。

1. 科举时代的到来

（1）科举考试制度的正式确立

科举考试从隋朝开始，在唐朝得到了进一步的完善。国家不断颁布法令，号召人民自由报考，经过乡、县、州的逐级考试，合格者每年十月参加朝廷的贡试。这种公开招生、自由报考的考试形式，标志着科举制度的正式确立。

唐朝参加科举的考生，主要有三种来源：一种是各地学馆的学生，称为"生徒"，在通过学馆的考试之后，可以直接送尚书省参加考试；另一种是非学馆的学生，在所在州县报名并参加考试，通过后再到尚书省参加考试；再一种是皇帝专门下诏招揽某些知名人士参加考试，称为"制科"，是网罗非常人才的一种特殊方法。

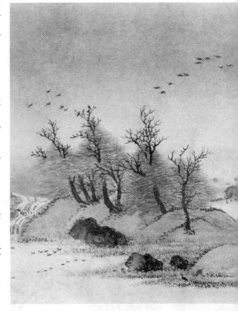

在唐代，为了满足国家对人才的需要，以及笼络贤能人士之心，国家更改法令，尽可能地让国家吸纳更多的才学之士。

通过科举考试，可以使民众一心"寒窗苦读""两耳不闻窗外事"，既发现了人才，又有利于封建统治的巩固，这是中国封建制度长久稳固存在的原因之一。每一个考取功名的人，都一心为朝廷做事，真正使唐代社会在稳定中不断前进。

（2）科举考试制度的规范

唐朝的科举考试较之隋朝已经非常规范了，在各个方面都有了详尽、严格的规定，主要表现在以下几个方面：

第一，在报考条件上，唐朝初期，三类人不可以参加科举考试，分别是触犯过法令者、工商子弟和州县小吏。直到开元末年，工商子弟仍不能参加考试。随着报考人数的增加，报考资格的限定越加严格，并逐渐走向了极端，走向了达官贵族手里。

第二，在报考程序上，报考者必须在原籍报名，经过县州的逐级考试，合格者名单送于尚书省，经过尚书省对考生资格的审查，审核的内容包括上文提到的报考条件，还有就是要有人为考生担保，以证明其人品德行。经过审核的

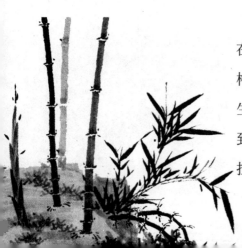

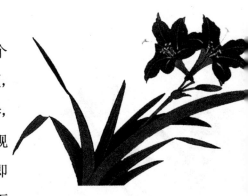

考生才可以参加贡试。

第三，在作弊和监考上，这是一个自察举制产生以来就没有解决的问题，到了唐代的科举制，从报考、出题、行卷，到打分、录取等各个方面都存在舞弊现象，达官贵族仍然享有一定的特权。即使采取了众多措施，收效依旧不大，至后来，科举考试的舞弊行为竟然演化成朋党勾结的一种工具，科举考试的弊端也就显露出来。

第四，在考试科目上，分为常科和制科两种。常科包括的科目很多，经、史、书、算等都包括在内，当然也有医学。至于制科，前文已述，是不固定的。

科举考试制度的规范，有利于人才的选拔，但是这种规范逐渐走向了极端，报考的人又走向了少数人群当中。因此，医学生的选拔也受到影响，在医学教育上，民间私学传授仍是主流。

2. 科举时代下的医学教育

（1）医学教育发展的时代背景

唐代一直被人们称为"盛唐"，这一

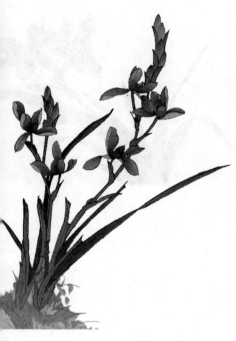

称谓说出了当时唐朝的社会情况，政治稳定，经济繁荣，文化丰富，思想多元，医学教育事业也得到了蓬勃发展，医学水平也不断提高。

在意识形态上，是儒、道、佛并存的局面，其中儒学占主导地位，被国家大力推崇。这对当时的医学和医家的思想都产生了重要的影响。医家在钻研医术之前，都饱读经史子集，领悟儒道佛之要旨，从而对其行医用药都产生了一定的影响，既具有良好的医疗品德，又具备谦逊的行医风格。

在经济方面，达到了一个前所未有的发达水平，并在世界范围内产生了重要的影响，"丝绸之路"更是将中国的先进文化带到了世界的舞台上。良好的经济状况，促使人们重视医学，加深了人们对医学的研究水平。

在文化方面，是中国封建文化发展空前繁荣的年代，在世界的文化领域中也处于先进地位。唐诗、绘画、书法、雕刻、陶瓷和音乐等各个方面都达到了极高的水平。此时，医学事业的发展也没有落后，众多开创性的医学名著纷纷出现，我国第一部病因证候学专著——巢元方《诸病源候论》，我国第一部临床百科全书——孙思邈《千金要方》，世界上第一部国家药典——《新修本草》，我国第一部伤科专书——《仙授理伤续断秘方》等，都说明当时的医学水平已达到了一个较高的层次。藏医学经典《四部医典》的问世，更加丰富了国家医药学的内容。

总之，思想、经济、文化水平等方面的高度发达，为医学教育事业的发展和完善奠定了坚实的基础。

（2）盛唐的国家医学教育

唐代的教育事业是比较发达的，中央官学分为六学两馆。六学即国子学、太学、四门学、律学、书学、算学，由国子监管辖；两馆即门下省管辖的弘文馆和东宫管辖的崇文馆。国子监是最高的教育管理机构，其中的最高长官是祭酒和司业。教育内容的门类分为经学、

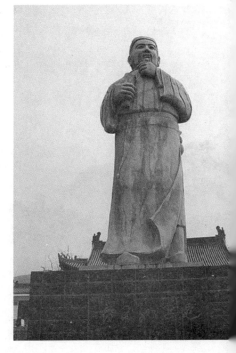

实科和职业，这与隋代是相通的。

医学教育也与隋代有相同之处，但在具体的机构设置上更加详尽和规范。太医署仍然是最高的医学教育管理机构，但其规模、学制和考核制度都发生了重大的变化。

第一，在入学资格上，唐代参加科举考试是有身份限制的，参加国家教育的人员的身份同样是有限制的，国子监的学生来源都是官僚子弟。医学也同样有所规定，但由于医学没有受到如其他学科的重视，所以人员的限制不是很明显。

第二，在人员配置上，医学教育的管理人员配置与隋代大致相同，只是分工更加详细而已。设有太医令2人，掌管全部工作；太医丞2人，负责协助太医令的工作；另有太医府2人、太医史2人、医监4人、医正8人、掌固4人，分别负责主管教务、文书、档案、庶务等工作。教务人员职责更加明确，规模也更加庞大。具体安排在后面详述。

第三，在教学内容上，唐代的医学

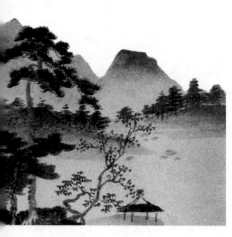

教育有三方面的特点，一是强调基础课程；二是重视分科理论学习和专科技术；三是注重临床实践技能的培养。

基础课程教育，这个是不同于隋代医学教育的一个主要特点，即便是分科学习，即便是医药分开教育，也都要学习一些基本课程，以巩固医学基本理论的基础，课程内容包括《明堂》《素问》《针经》《本草》《甲乙经》《脉经》。并规定：修读《明堂》者，要懂得识图和定位腧穴；修读《脉经》者，可以通过对证候的分析，辨别疾病；修读《素问》者，要对各种医理深刻理解。以上科目包括了中医学基础理论，针灸、脉学和药物学的知识，有利于学生更好地进行分科学习。

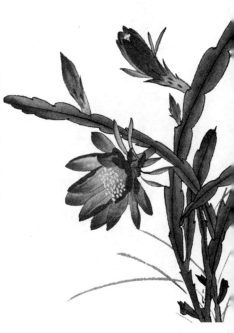

在通过基础课程教育的考试之后，才可以进行下一步的分科教育，并规定分科学习时，除了进一步巩固基础课的内容，还要重视临床课的实践水平。这在一定程度上使医学生的素质保持在了一个较高的水平上。

医师科是唐代太医署教育的重点。

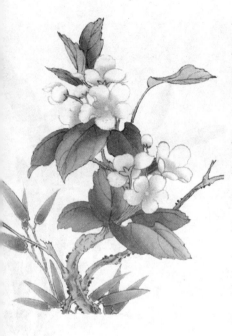

人员配置一般为医博士1人、医助教1人或2人，两者主要负责教授学生医术；医师20人、医工100人、医学生40人、典药2人，主要是帮助博士和助教，并对外进行门诊，以治愈病人疾病的类型来确定下一步的再分科学习。在医师科中，又分5个专业，包括体疗、疮肿、少小、耳目口齿、角法，这是唐代医师科的又一特点。按照规定，每个专业的学生数量和学习年限都各不相同。40人的医学生，以20人为一组，每组中学习体疗11人，修业7年；疮肿3人，修业5年；少小3人，修业5年；耳目口齿2人，修业2年；角法1人，修业2年。

针师科是在唐代从医师科中独立出来的。人员配置一般为针博士1人，职位略低于医博士，专门负责教授针生的针灸技能；针助教1人；针师10人，职责为辅佐针博士和针助教的教学工作；针工20人；针生20人。针生的修业时间最长为7年。教授的内容明确而规范，除了基础课程之外，还要学习《流注》《偃侧》《赤乌神针》等。考试的科目则是《明堂》《素问》《针经》《脉经》。

按摩科在唐代的地位有所降低。人员配置一般为按摩博士1人，负责教授按摩生的按摩导引之法；按摩师4人、按摩工16人，两者负责辅佐按摩博士进行教导工作；按摩生15人。按摩科不仅人员数量大大减少，按摩助教也被取消，就连按摩博士的官阶也比医博士低很多。按摩生的修业时间与针生相同。按摩生除了学习基础课程之外，主要就是学习按摩、导引的技术。

咒禁科在唐代的规模有所增加。人员配置一般为咒禁博士1人，负责教授咒禁驱邪之术；咒禁师2人；咒禁工8人。修业时间与针生相同。教授的内容中迷信成分居多，但对于气功和心理疗法的研究具有一定的积极意义。

药学：唐代的药学教育已与医学彻底分开，但仍由太医署管理。国家设药园一座，药园生8人。修业时间最长为9年。药园生的任务就是种植和采收药材。

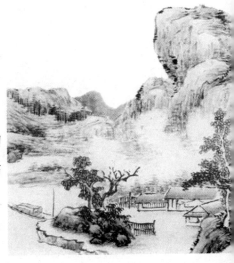

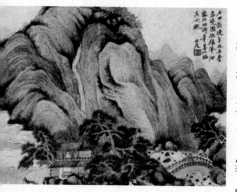

在教学内容中，唐代还首次将道德教育融入正常的教学内容中，对学生进行道德培养，以《论语》和《孝经》作为基本教材。通过这种方式，不仅培养了医药学生良好的医疗德行，还使得国家的意识形态植根于学生脑中。另外在医学和药学的教育工作中，各位教员除了自身的工作之外，还要进行对古典医籍的研究，并撰写一些医学著作。

从唐代医学教育的各项内容中可以看出，教学的配置、条件和相关规定都已非常成熟，并达到了一个很好的教学结果。这些都使唐代的国家医学教育在中国的历史上处于一个非常重要的地位。

第四，地方医学教育。唐代不仅重视国家医学教育，还把医学教育的规模铺设到了全国各个州县，使得医学教育呈现一个极为普及的局面。但是地方的医学教育一般规模比较小，人员配置也比较简单，未能真正达到预期的效果。地方医学教育表面上是为一般百姓服务，实际上成了地方州县官僚的"私家医生"，使得地方医学教育的宗旨没有得到展现。

综上所述，唐代的医学教育在中国医学教育的历史上有着重要的地位和鲜明的特色。他将中央教育与地方教育相结合，将综合授课与分科授课相结合，将基础教育与临床教育相结合，医学教育与药学教育相结合，专业教育与道德教育相结合，使得这一时期的医学教育达到一个非常高的水平，既具有很高的医疗水平，又兼备良好的医德风尚，这种教育的模式值得历代借鉴。

（三）五代十国时期的相关医学教育情况——效仿

经过了盛唐的统一，又进入一个分裂的局面，朝代不断地更替，使得医学教育在这一时期没有得到真正的发展。虽然在各个小的朝代中根据自身的需要，将医学教育做了一定的修正，但由于国家的不稳定，很多措施都没有真正发挥作用。可以说这一时期的医学教育处在原地踏步的阶段。

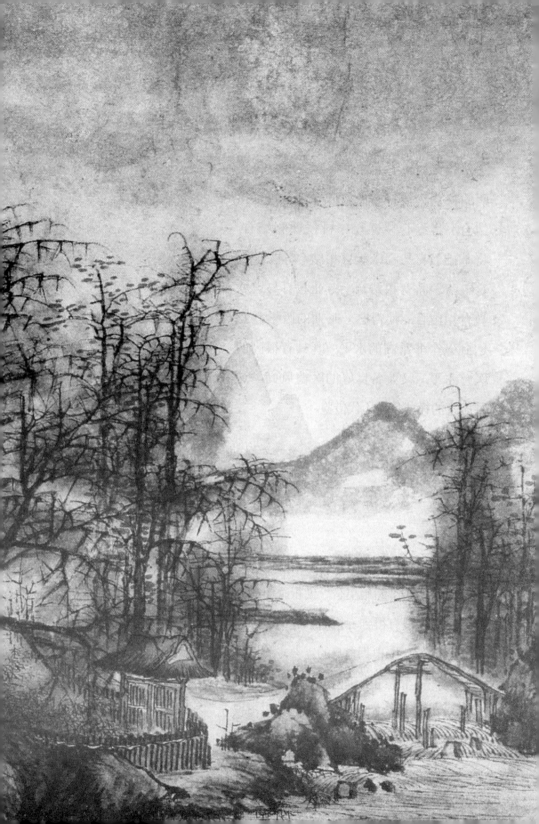

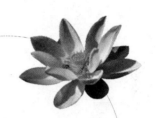

六、两宋辽金时期
的医学教育

结束了分裂的局面，中国再次统一，虽然仍是多国割据，但是战事并不频繁，医学教育也得到了充分的发展。两宋辽金时期是中国医学教育发展的鼎盛阶段，医学在国家的地位不断提高，甚至已经超过了唐代，医学政策的实施已经列为仁政的范畴。国家大规模兴办医学教育机构，并采取一系列发展医学的措施，使得从事医业已经成为走上仕途的一个有效途径，并出现了"儒医"的称谓。这一时期，著名医家层出不穷，陈无择、

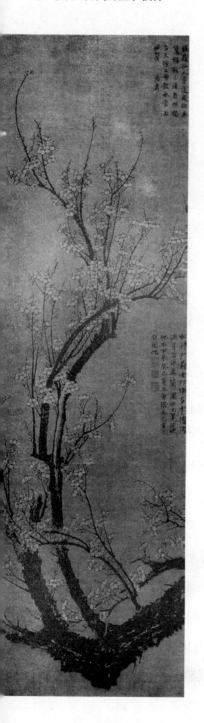

王惟一、唐慎微、陈自明，以及"金元四大家"的刘完素、张从正、张元素、李杲等，医术高明，风格突出，使得医学的学术水平达到了又一个新的高度。加之这一时代印刷术的发明，使得众多医学著作得以保存，继续流传。

（一）北宋时期的相关医学教育情况

北宋时期，国家医学教育受到广泛的重视，被提到了一个非常高的地位，并由太医局取代太医署作为医学教育的管理机构。后来又设立太医学，对于医学教育再一次改革。众多措施说明，北宋的医学教育为寻求发展，作出了更加积极的探索。

1. 北宋太医局的沿革及教育情况

（1）北宋太医局的成立过程

在北宋，太医局成为医学教育的专门管理机构，它的成立同样经历了一个长时间的发展过程。

北宋开国之初，仍然效仿唐朝医学教育的制度，主要管理机构仍是太医署，但此时的太医署失去了教育的职能，没有一个具体的培训体系，所需要的医生都要向民间征兆。根据需要，宋仁宗庆历年间，由范仲淹主持对国家政策进行了改革，虽然好多政策并没有实施很长时间，但就在那时设立的太医局一直得到了沿用。

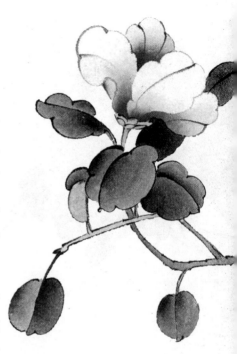

设立太医局，旨在选取一些真正具有高超医疗水平的医官。设立初期，太医局承袭唐朝的制度，下属太常寺，范仲淹通过在此讲学招收学生以及医学有识之士，并请当时宫中太医作为教员任教。此时的太医局并没有设立考试制度，经过一段时间之后，太医局已初具规模，教育培养达到了一定效果，并在张方平的建议下，开始进行考试以保证太医局人员的质量。但是，此时的太医局并没有得到官方的正式承认。

以上局面一直延续到王安石变法之际。这次变法，使太医局正式建立官阶，

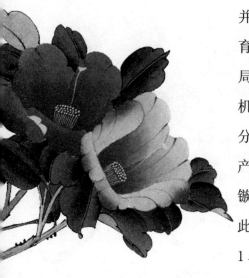

并脱离太常寺，成为一个独立的医学教育管理机构。管理人员设提举一人、判局两人，太医局开始作为正式的"局"级机构走上历史舞台。仍然采取分科教育，分为九科，包括大方脉、风科、小方脉、产科、眼科、疮肿科、口齿咽喉科、金镞兼书禁科和金镞兼伤折科，可以看出此时的分科已经相当详尽。每科设教授1名，各科300人的学生名额中各占一定比例。

（2）北宋太医局的教育特点

北宋太医局成立之初，入学没有考试，但随着太医局规模的扩大和制度的规范，人员学识水平的不均衡开始显现，于是，设立了入学考试制度，以进一步提高医学生的整体水平。这样，入学的学生都要求有一定的医学理论基础，标志着太医局成为了一个高级的医疗教育机构。

入学考试的方式：在设立入学考试制度之初，定学生名额为120人，但当时已有161人，遂通过考试淘汰了41人，以此作为候补。候补和正式学生同时存在，说明当时太医局的教育形式包括预科教育和正式生教育两个阶段。预科生入学，不限人数，达到所规定的标准即可报名，在获得某一官吏作保后即可入学。在正式生有缺或淘汰时，通过选拔晋级。想要成为正式的太医局学生，需要现任正式官员的担保，以及学生之间的互相结保监督。一旦成为正式学生，还可获得朝廷的俸禄。

入学考试的内容除了《素问》《难经》《诸病源候论》等共同的基础考试科目外，由于太医局内包括九科，每一科还要进行各自专科的考试，与唐代略有不同的是，在北宋的医学考试中，更加注重对于药学的考试，《神农本草经》是必考的经典著作，这有利于加强医学生对于药性的熟悉程度。

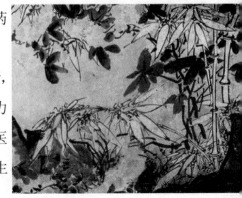

在中央太医局的运作趋于稳定之后，朝廷开始加大对地方医学教育的改革力度。宋仁宗年间，命地方仿效中央太医局模式，招收医学生，想要入学的学生

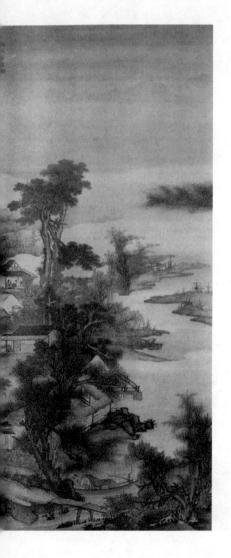

同样需要作保，补贴由本州提供。设医学博士1人，负责教授医术。人员根据地方州的人口多少制定，为7人或者10人，按照不同的比例给九科分配学生。神宗年间，根据地方县级官员的奏请，在县级地区设立医学教育机构，并根据当地的人口，以一万人为一个档次，设定不同数量的医学生名额，并倡导学习张仲景的《伤寒论》。此请求得到批准，并在各县推广。

在入学考试通过之后，在一般的学习过程中，同样设有很多的考试，以决定学生的等级和去留。学生每学完一定的科目，就要参加教员所规定的考试。由于入学的门槛很高，正式学生都有一定的医疗水平，进入太医局学习为的是进一步提高诊病的能力，因此考试的内容多以实践考核为主。

日常考试的分数还与补贴有着一定的关系。考核的分数越高，得到的国家或州县一级的补贴就越丰厚。补贴分上、中、下三等，获得补贴的人员只占总人数的三分之一，其他人就只是免食宿，再加之末位淘汰制度，可见其中的竞争压力是很大的。另外，太医局的学生还要定期到城中为平民看病，所获得效果的好坏仍然与奖罚挂钩。

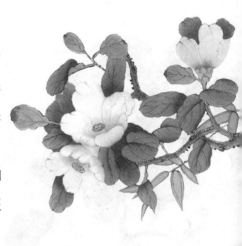

进入太医局学满三年后，可以参加医官的选拔考试，成为正式的翰林院医官。

宋徽宗崇宁年间，北宋开展了第三次大规模的教育改革。这次教育改革涉及的面很广，医学教育的改革也在其列。崇宁二年，在保留太医局的医学教育和管理职能的同时，又设立中央"医学"和地方"医学"，即"太医学"和"县医学"这两个机构，负责培养医学生。其中的"太医学"与太学同级，共同下属于国家最高的行政机构——国子监，这是到那时为止，医学教育所达到的最高地位。

由于"太医学"同样隶属于国子监，所以在规章制度上与太学、武学、律学"三学"一致。产生了与前朝各代所不同的特点：一是医学教育成为了国家教育的

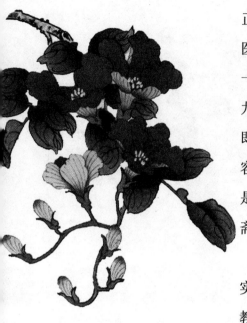

正规组成部分，不再属于专科教育，使医学教育的地位大大提升；二是同"三学"一样，采取"三舍法"；三是将太医局的九科按照性质相近的原则合为三大科，即大内科，大外科和针灸科，教学的内容同样是基础共同课程和专科课程；四是学生定额为300人，在三舍中实施分斋教学。

这次的教学改革，由于是全国性地实施罢免科举考试，在对"三学"地方教育进行改革的同时，也对地方医学教育进行了改革，各州县的"县医学"同样实行"三舍法"，加之过去设立的地方医学教育机构，使得地方医学教育学校真正得到了普及。"县医学"和"太医学"的唯一区别在于要求"县医学"的学生在全部的医学科目之外，还要学习《诗》《书》《礼》《易》和《春秋》这儒家五经中的一经，以增强医学生的基本文化知识。

"太医学"的入学考试制度与太医局的入学考试形式基本相同，都是为了保证入学人员的质量。不同点在于太医局名义上是最高医学教育机构，但实质上招收的学生绝大部分都来自于京城，而"太医学"则是真正意义上的全国性招生。通过更为正规的州县医学教育机构和三舍升试制度，从而集中了全国的众多优秀医学人士。人员设置为博士4人，分科进行教导工作。

"县医学"同样设立了入学考试制度，只是要求没有"太医学"那么高，而且县级的医学教育机构没有实行"三舍法"，为的是使医学知识更加普及。真正的医学人才，则是通过一步一步的考试走入"太医学"的殿堂。

三舍升试始创于王安石，在三学教育中早有应用，直到"太医学"的建立，才开始在医学教育中得以应用。

医学教育的三舍升试法的具体内容和要求如下：首先按学生的入学成绩将学生分为上舍生40人、内舍生60人、外舍生200人三个档次。每个季度第二个月进行的考试，称为"私试"，共三场。

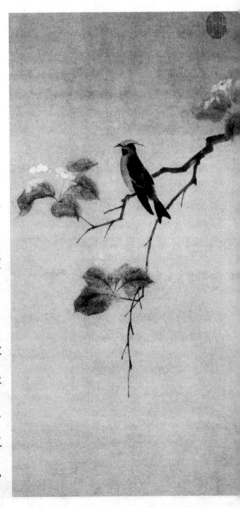

每一季度的考试成绩和期间的德行表现都要记载。年终时将所有的考试成绩以及这一年的德行操守和违规情况予以"评定",综合起来评分,定为上、中、下三等,其中只有上舍生、50%的内舍生和60%的外舍生可以接受"评定"。每年春季所有的医学生进行统一的"公试",共两场。按照成绩分为上、中、下三等。鉴定和公试均为上等者直接授予官职;鉴定和公试一上一中,或均为中等者可直接参加三年一次的殿试;鉴定和公试一上一下,一中一下或均为下者,补为内舍生;外舍生若三年内不能入内舍,或两次公试不

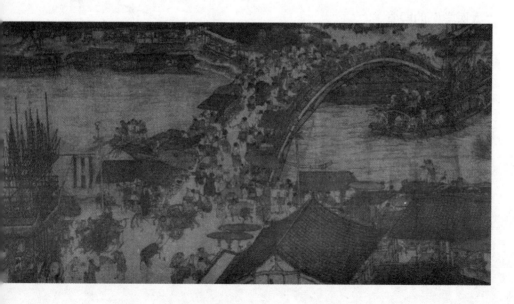

入等，并且受到三等以上的处罚，则除名或退回本州；对那些获得"评定"的外舍生，可再有一次公试的机会，以能否入等来决定学生的去留；对于内舍生，如果一次公试不入等，或者两次受到四等以上的处罚则降入外舍或除名退送。

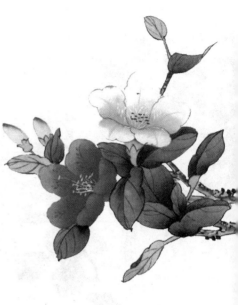

不论是"太医学"，还是"县医学"，都采取三舍升试的方法，只是其考试的内容有所不同和侧重，而且每一次的"公试"和"私试"的考试范围都是明确告知的。为了使各个州县的考试处在同一个水平线上，专门设立了一位州县的考试监督——教谕1人，负责协调、平衡各个州县的考试内容，以达到公平的目的。

"太医学"的临床考核，沿袭了太医局的制度，并主要还是由当时与之并存的太医局负责管理。

综上所述，宋徽宗时期的太医局，虽然持续的时间只有六年，而后又回到太医局的旧制度。其间只是有两届学生修满年限，但这一时期却把医学教育推

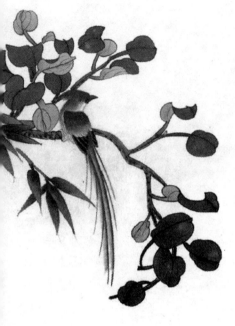

到了国家正规教育的行列，使之达到一个全新的高度，这期间采取的一些措施和定制的规章制度对后世产生了深远的影响。

（二）南宋时期的相关医学教育情况

1. 南宋太医局的情况

经历了战乱之后，社会又一次趋于稳定，但是南宋时期医学教育的受重视程度明显弱于北宋时期，并且很多好的政策没有延续下来，医学教育的发展在坎坷中维持。

南宋太医局初建始，学生甚少，一部分是从旧京逃亡而来的太医局学生，另一部分则是当地报名的学生。此时的太医局，沿用北宋太医局的教育制度和"太医学"中的一些可用之处，学生仍是分斋教学，并由国家供养。此后的一段时期，太医局几经动荡，在曲折中坚持着。

首先，宋孝宗期间，太医局人数不

限定名额，各科的人数都不及北宋时期，在这种情况下，颁布了削减名额的政策，太医局的规模第一次变小了。随着国家实力的减弱，即使削减名额，国家也难以维持，加之一些朝廷官员对于医学教育所进的谗言，使得太医局的规模不断减小，直到宋孝宗乾道三年，将太医局内的各个人员做出安置，罢免了太医局。其后经过大臣们的不断进谏，才恢复了医学考试，保留医科，但是太医局仍然废止。此时的医学考试附属于科举考试之中，再一次成为"专科考试"。

然后，宋光宗年间，太医局得到了恢复，制度如前，定额100人，规模还是没有恢复到从前，仍然是招不满学员。

再者，宋宁宗期间，国家财政再次不足以支出，又以较少开销为借口，再次削减太医局规模，定额学员只有60人。到了后期，太医局逐渐重新发展起来，学生名额又增加到将近300人。

最后，宋理宗年间，太医局重新受到极大的重视，并重新修建了校舍。人

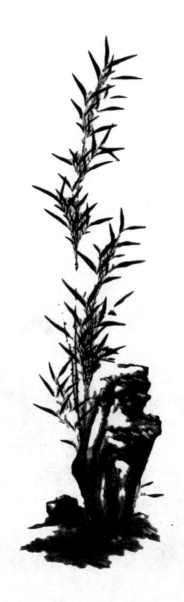

员配置为判局 1 人、教授 4 人、学生 250 人，教学和考试的内容及制度也恢复到了从前。

南宋的太医局较北宋时期明显衰弱，这与当时的社会情况有关，也同继位皇帝的重视程度有关。虽然没有得到很好的发展，但是前朝的一些优良传统还是得到了保留。

2. 南宋太医局考试的特点

命题官的选取。命题官从翰林院医官中选出，不同于过去太医局负责医学

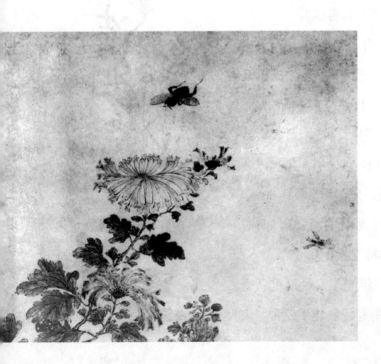

生考试出题，翰林院负责医官考核和升迁的考试命题的原则，使得考试更加公平。但是由于后来此种人才短缺，逐渐演变为参加过太医局考试的人即可参与出题，其初始的宗旨没有得到保持。

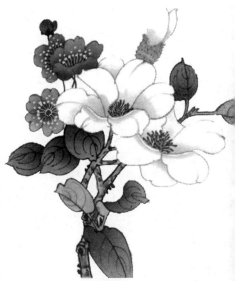

分科"通考"。分科入学考试、分科教学、分科考试，这些都是过去既定的规章制度，但是到了南宋，为了节省开支，将分科考试改为了统一的"通考"，并以大内科为内容，足见当时医学教育地位的下降。

题库和随机命题。命题官人员短缺，因此为了出题的便捷，并保证出题的内容维持在一个稳定的水平上，采取了题库的做法。为了防止考试中的作弊行为以及一些偶然现象的发生，采取随机出题的做法，保证了医学考试的质量。

（三）西夏、辽、金时期的相关医学教育情况

西夏、辽、金是与两宋并存的少数

民族政权，由于其少数民族掌权的特殊性，具有民族之间文化融合后的特殊效应，加之各自政权对于医学教育的态度各有不同，使得这三个政权形成了新的医学教育特点。

1. 西夏的医学教育情况

西夏的教育制度与两宋相仿，设立专门的汉文化教育学府，称为国学。但是医学教育情况记载较少，不过根据朝内医疗机构的设置——医人院，下有医人等官职，可以推断西夏也应该有专门的医疗教育机构。

2. 辽的医学教育情况

辽由少数民族契丹人建立，在此期间，政府提倡学习汉文化，并不断派遣使者到汉族统治区进行学习。辽太祖主张祭祀孔子，可见其受汉族儒学文化的影响程度。辽政权还广泛吸纳汉人到朝中做官，并模仿汉族的科举考试制度，建立了一个完整的考试体系，只是当时的从医之人不可以参加考试，可见医士在辽国地位低下。在医疗机构中，同样

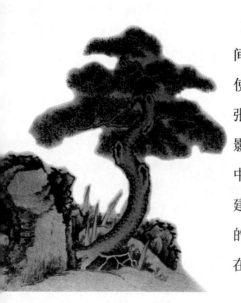

设有太医局和翰林医官的官职，根据推测这两个机构也该具有医学教育的职能。

3. 金的医学教育情况

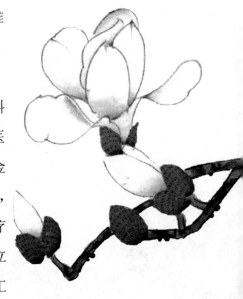

金朝的教育制度完全仿效两宋的科举制度，以此来招募人才。朝廷中的医政机构为太医院和尚药局。太医院是金代最高的医疗管理机构，各科人数不等，并设有管勾等人员。地方同样设有医疗机构，称为"医院"，在不同的州县设立医疗机构，人员一般为医正1人，医工8人。在金代，医疗人员很受重视，其官阶达到了四品，地位已经超过了北宋时期。医学教育同样是效仿北宋，中央和地方都设有医学教育机构，学生的名额各州县都有限定，而且规定了是三年一试，每试十科。

综上所述，西夏辽金时期的医学教育虽然不是很发达，但是都受到了一定的重视，并根据本民族的特点加以发展，同样在中国的医学教育史上具有非常重要的地位。

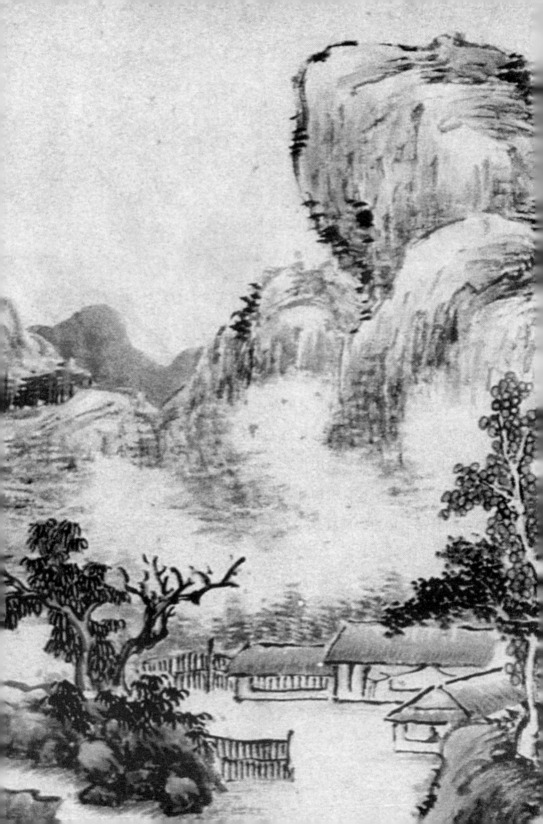

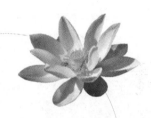

七、元朝的医学教育

中国从元朝开始到封建王朝的灭亡，再没有分裂过，一直处于统一的状态，封建制度得到前所未有的发展和巩固。这一次统治中国的民族是作为少数民族的蒙古族，这个民族虽以武力见长，但重视汉族的文化，强调文化的交融和谐，使得这一时期的中国在各项事业的发展上都具有新的面貌。

这一时期的医学技术得到了良好的发展，人才辈出，其中以朱丹溪为代表。同样，医学教育也迎来了一次新的改革

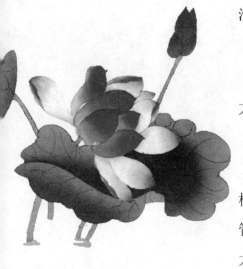

浪潮，展现出了前所未有的特点。

（一）纯粹的医政管理机构——太医院

太医院是国家最高的医疗管理机构，各地医学教育、医官和医户都归其管理。但其只有管理职能，没有教育职能。太医院下分属机构有医学提举司、官医提举司、广惠司、惠民药局等药学管理机构。

太医院成立于元世祖中统元年，此前朝廷内也有医疗机构，基本制度是仿效前朝，兼顾管理与教育。此时，太医院官职是正二品，主管所有的医疗和药物事宜，以及其下的所有分支医疗机构。人员设置为宣差和提点，主管太医院的事务，并发给银印，与当时朝中丞相、三公、中书令三个官职持平，甚至在后来，又赐予提点许国帧"金符"，至元三年的时候，改授"金虎符"，并与当时的另外一位提点王子俊位居一品官阶。两位一品官阶大员在太医院做事，这不仅是元朝历史上太医院所处的最高职位，也是中国医学管理机构历史上的最高官阶，可见当时的医学在朝中具有非常重要的地位，也彰显出元朝统治者对医学的重视。

至元五年，太医院隶属于宣徽院。至元七年，重新定太医院品阶为正三品。至元二十年，太医院改称为尚医监，职位降到正四品，这是元朝太医院历史上职位最低之时，即使这样也高于之前所有朝代的医官品阶。从元朝政权对医学的重视程度可以看出，不同文化的交融，确实表现出不拘一格的管理作风。至元二十二年，尚医监改回为太医院，并恢复旧制，官居三品，设提点4人，医使、副使、判官各2人，发银印。至元二十五年，太医院又脱离宣徽院，再次成为独立的机构。

大德五年，太医院再次进行大规模的改革。品阶升为二品，此时的官阶已高出六部；于太医院设院使一职，作为太医院的长官，其人数从最开始的2人，

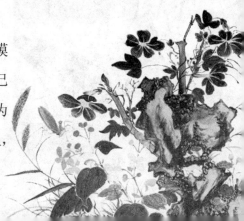

增加到最多的 12 人，院使的组成人员汉蒙两族均有，呈多样性，品阶最低未低于正三品，以正二品居多。太医院其余人员的人数也越来越多，从 16 人增加到 46 人。

（二）元朝医学教育的新特点

1. 广泛的医学学校——"医学"

元朝的医学教育最大的特点是不设中央医学教育机构，全部医学教育机构都在地方。元朝的医学学校统称为"医学"。

中统三年，国家正式下令在各个地方设立医学教育机构，根据上文记述，这一时期的从医人员职位是最高的，表现出了当时政府对于搞好医学教育的决心。为了能够贯彻实施国家的兴医教育法令，防止地方政府轻视政策，国家采取了一系列措施：朝中派太医院副院使作为钦差督察；命当地最高长官直接管理此事；要求给予各地医学负责人一定

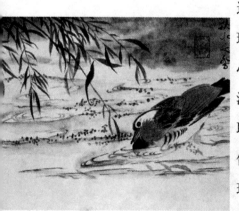

俸禄，以及修建办学客舍等。自此，在元朝，通过仿照儒学教育的方式，在大都、上都，以及林和各路、州、县逐级设立了"医学"。人员配置也完全仿效儒学教育，在各路，有医学教授、学正各1人；根据人口数量划分的上（五万户以上）中、下（三万户以下）州，设学正、教谕、学录等职位，人数不等。各县则设教谕1人。据统计当时在全国医学教授就有二百多人。

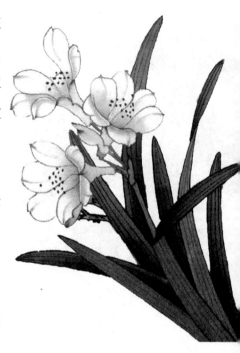

2.专职的各地医学教育管理——医学提举司

由于当时太医院事务繁忙，为了加强各地医学教育质量的监督和管理，以及更好地选拔医学教授，特在各地设立了医学提举司，对应在太医院内设立各路医学提举司，总管全局。以此看来，元朝对医学教育的管理更加普及，并形成了从地方到中央逐级管理的医学教育管理体系。这与当今社会的医学教育管理机制已很接近了。

医学提举司直接管理各地医学教育

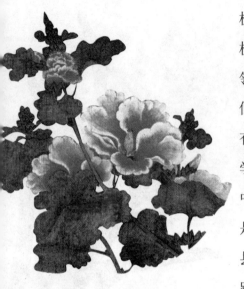

机构，同时也作为选拔医学教授的政府机构。医学提举司由提举掌管，或称提领（南北有差异，职位与前者持平或略低一级）。由于元朝统一南北方的时间有间隔，所以在南方统一时，北方的医学教育管理建制已经完成，加之南方离中央较远，所以全国的医学提举司设置是这样的：北方各路设医学提举司，州、县设立提领所；南方各行省设提举司，路设提领所，州、县设管勾。

3. 特殊的教育场所——三皇庙

前文说过，元朝重视汉族文化，特别是儒学，在各地，只要有办学的地方就会有孔子庙，出于多方面的考虑，元朝将医学教育的场所定在三皇庙。

这可以说是一个创新的用意，众所周知，前文也有所提及，医学人士普遍认为中医的始祖就是黄帝、伏羲、神农这"三皇"，因此将医学教育设在此地进行，也算是相对应。但是这种做法也招来许多人的不满，因为医学在各代地位一直不是很高，被人视为"小技之业"，而三皇不仅是医学的祖先，也是中华民族文化的代表，认为其二者并不搭配，有歧视汉文化之意。尽管反对之声不断，但这种教学形式一直持续到明代才被废止。

如果单从医学教育来看，这一举措还是有许多积极意义的。一者将从事医学行业的人的地位提高了，促进了医学事业的发展；二者将医学校设于三皇庙内，有助于医学教育的长期存在，因为在古代封建社会，祭祀是始终要有的，因此医学教育不会因外部原因受影响；三者有助于增强医学教育的严肃性，更加方便管理。

4. 正式的官方医学考试——医学科举

科举考试从唐代开始，一直沿用。到了元代，虽然科举考试的实行遭到了很多蒙古贵族的反对，但还是在延祐二年举行了第一次的科举考试。医学科举由于各种原因没有得以实现，最接近的一次是世祖元年，十三科考试和学习用

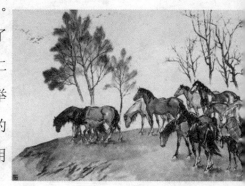

书都已定下，就是考试没有最后成形。在延祐三年，国家颁布法令，正式设立医学科举制度。由于科举考试才是中国教育历史上的国家正规考试，这一次医学科举考试制度的正式实施，才是第一次真正意义上的医学官方考试。

宋徽宗时期与太学并列的医学考试，同样也是专门的医学考试，但是当时他的出发点是废科举，因此这一次才使医学教育考试登上了正式的官方考试舞台。

医学考试制度的具体内容非常详细，同当时的科举考试制度很相近，主要包括：考试三年一次，每次考两场；

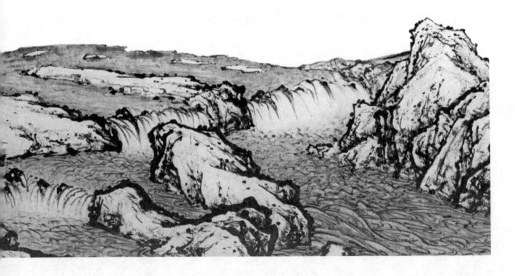

考试采用先乡试，合格后参加会试的原则；参加考试的人员要从医户中保选推荐，不可随意报名；乡试报名不限人数，录取 100 人，会试录取 30 人；考试内容的范围还是太医院历年颁发的题目，题目类型是医理理解、治疗方法和药性理解；最后录取的 30 人，一甲类补太医缺，二甲类充副提举，三甲类为教授。

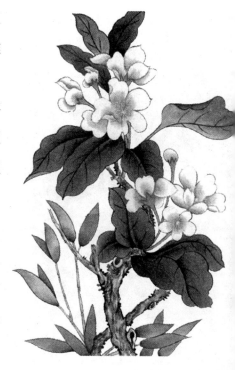

虽然医学科举实行的时间不是很长，但还是打开了医学教育选拔人才的一个新局面，为后世医学人才的选拔提供了借鉴。

（三）元朝医学教育考试的新特点

1. 医学教授人员的考试

在元代，从业教育人员也要不断地接受考试，以保证其教育质量的维持。具体的程序分为三个步骤：第一，要有同行推举，此人在同行中名望较高，而且医术精湛，可以提供出以往诊治康复

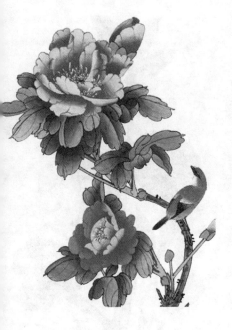

的病例等；第二，推举之人，报名到各地医学提举司，在医学提举司再次进行考试；第三，在医学提举司通过考试之医者，被推荐到太医院（或尚医监），再次进行考试，确认合格才可任用。

考试每年一次，题目不会重复，考试的具体内容是医理和临床治法。为了防止考试作弊，还将负责监察地方行政官员的肃政廉访司，兼顾参与到医学教授的考试监察中。通过严格的医学教授考试制度，保证了医学教育的质量。

2. 医学生的考试

在元代，由于没有了中央医学教育，教育全都设在了地方，使得此时的医学教育考试更加贴近平民百姓，其主要有两个来源：一是医户（后面详述）子弟，二是自愿学医者。国家强制要求每个医户都必须派出家中一名成员参加医学考试，而对于其他聪明好学之人亦可随便报名。

考试的科目为十三科，其中十科是大方脉杂医科（内科）、小方脉科、风科、产科兼妇人杂病科、眼科、口齿兼咽喉科、正骨兼金镞科、疮肿科、针灸科、祝由书禁科，另外三科不定。上述十科的考试内容也不尽相同，后来太医院规定了具体的考试内容范围，至此考题范围就固定了。经过学习，每年考试一次，在整个一年的学习过程中，每个月会有一道课业作业，在年终时交上，校订后作为考核成绩的一个方面。

考试的制度是完备而严格的，但是学生学习的年限没有一个明确的规定，而且学生没有一个明确的学习方向，不知道在学习若干年后该干什么。根据上文的论述，刚刚学习几年的医学生是不可以考取医学教授一职的，第一关"同行推举"就无法实现，因此，很多学生自认为学成之后，就会回到家中打理家中事务，那些没有医户背景的学生，大多也会在当地自行"创业"。这样看来，元代的医学教育，既培养了很多真正具有才学的教授精英，又将医学教育的成果回馈到民间百姓之中，使得医学氛围遍及社会的每一个角落。

3. 医户的管理和考试

元朝，是靠战争起家的朝代，人口管理政策以行业来编籍，目的还是在于战争需要时应派各种差役。民间从医者统一编为医户，并规定医户必须世袭，也就是不可以转行，而且有义务在战争时以医服役。由于元代的医户是免役的，因此将医户和儒户单列出统计，数据十分详细，各地医户具体的数量都有记载。

医户，又称为官医，为太医院统一管理，具体的管理机构为官医提举司。其不同于医学提举司，在北方只设在大都、保定、大宁等十七路，具体的官员设置与数量不一；南方则设于河南、江浙、江西、湖广、陕西五个省，行省下的各路设有提领所，州县则仍是管勾，人员配置根据地区的级别定制。

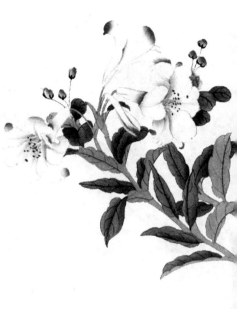

元代开国之初，战事未断，医疗人才紧缺，故制订了医户政策，但在战事完全结束后，依然保留医户的政策，并通过对医户子弟进行强制性医学继承和医学知识培养的规定，确保了医户数量的稳定。同时为了使医户的医疗水平可以在不断地继承中维持在一个平稳的水平，中央又采取了一些措施：

第一个方面，自医士产生以来，只有通过考试选拔医官，或是选拔教授学生的教授，但还没有对地方医学从业人员进行过任何形式的考核。医生是一个特殊的职业，他的工作对象是人，直接关系到人的生命，以往只是处理过自身学业不精、蒙骗患者致死的一些"无良"医生，而没有一个总体上的"预防措施"。仁宗即位时，正式下诏规定，地方医学从业人员必须参加资格审核考试，通过

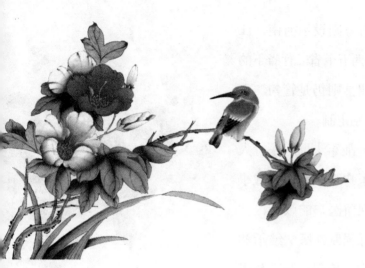

后才可行医看病。以上措施配合上元代的医户管理政策，可以使朝廷有效地掌握医户通过考试与否的情况，以及医户中水平高低、优劣的情况。考试的内容由太医院统一制定，并强制医户定期学习和参加考试，将考试的结果记录在案。这种强制性的医户考试制度保证了医护人员的医疗水平，可以说在中国历史上画上了重要的一笔，成为最早的接近于当代医师考核制度的执业医师考试。

第二个方面，一般来说医生的治病本领，除了弟子和家人之外是不会外传的，加之元代强制医学家庭不可转行这一规定，使得这时的医户人家更是将医术代代相传，不像过去一名弟子可以拜几位医学大家为师，使得医户之间的学术交流越来越少，在一定程度上阻碍了医学水平的发展。元代朝廷根据这种情况，对医户除了进行学习考试之外，还将参与学习的医户人员组织起来，在学习后发表学习体会，互相交流，相互汲取经验。另外，统一组织医户人员义诊或考评，将所诊断病例报告交给当地的医学教授进行统一校订，确定优劣，并同样予以记录，其中优秀者作为将来推选医学教授或其他医学官员的候选。

总之，这一系列针对医户制定的政策，在很大程度上保证了民间的医疗水平，同时也为将来向国家输送人才做好了准备。

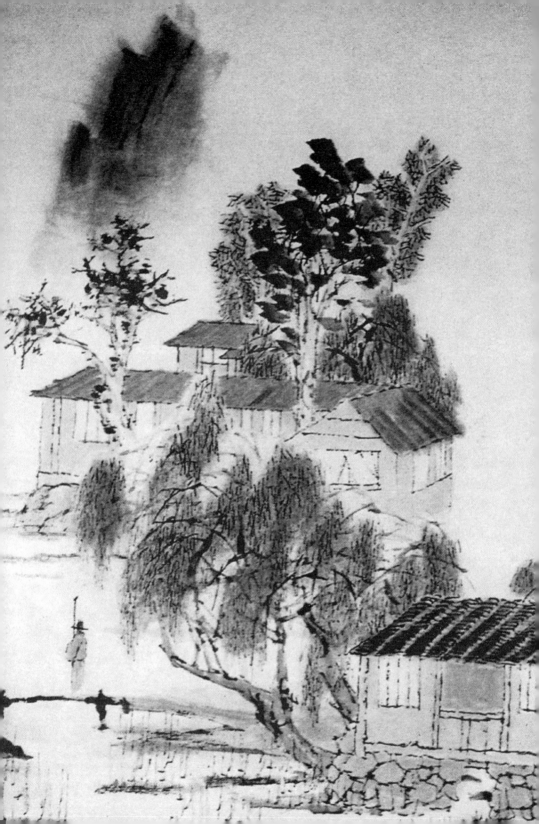

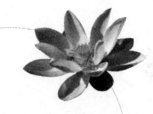

八、明朝的医学教育

　　元末经过农民起义，进入了明朝。政治上，明代的封建统治实行了高度的中央集权；经济上，国家出台了一系列促进措施，生产力快速发展，手工业和商业日益兴盛，并出现了资本主义萌芽；科学技术方面，天文、数学、建筑学和水利工程等都有很大的成绩。郑和的七次出海，将西方的一些知识带入了中国，这对中国的学术思想、学校教育和科学技术发展都产生了相当大的影响。

　　医学也在大环境的影响下得到了发

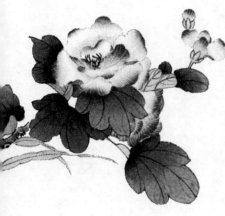

展。在临床方面的成绩尤为突出，瘟疫学说以及传染病的研究，人痘接种预防天花的创举等；医学综合性著作的问世，如张景岳的《景岳全书》和药学方面《本草纲目》的问世，集合了之前历朝历代的药学成就；一些经典著作的注解读本的出版，普及了医学知识；外国医学著作的传入，对中医学也产生了一定的冲击。

（一）明朝的医学行政机构——太医院

朱元璋自称吴王之时就仿照元制，设立了全国性的医药行政管理机构，也命名为"医学提举司"，人员设置为提举（从五品）、同提举、副提举、医学教授（正九品）、学正、官医与提领。之后，改名为"太医监"，人员为少监（正四品）、监丞。几年后，再次改名为"太医院"，人员为院使（正三品）、同知、院判、典簿。从官的级别来看，不论是哪一个时期，从医人员的级别还是降低了很多。

明代的太医院分为南京和北京两处，其中北京太医院规模略大一些，占主要地位。洪武元年，南京太医院设有院使、同知、院判、典簿四个官职。到了洪武十四年，人员配置变为太医令1人、太医丞1人、吏目1人、御医4人。洪武二十二年，太医令又改回为"院使"，太医丞改为"院判"。迁都北京后，南京太医院仅设院判、吏目各1人，掌管医事，下有医士和医生。此时的北京太医院人员配置则是院使1人、院判2人、御医4人，后增加吏目1人。隆庆五年，人员改设为御医10人、吏目10人，下设医官、医生、医士，人员不定。

太医院主要负责统治者的医疗，以及对于医药人员的培养。太医院的医生主要有以下几个来源：

1. 从事医疗行业的人。明代仿照元代的户籍统计政策，并在一定程度上更加严格了，规定儿子必须接替父业。但是从上文可以看出，从医人员的地位大大降低，因此，很多人家力图"转行"，

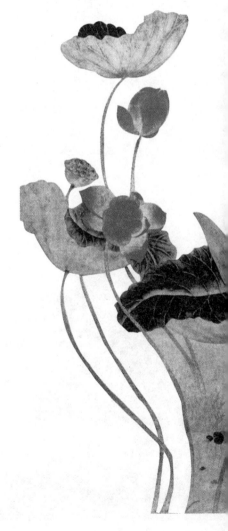

但是国家加大了审查的力度，一经发现，将严格惩治。这些接替父业的人——医丁，成为了太医院学生的主要来源。

2. 考试选拔。这是一个历朝历代一直沿用的制度。元代也是通过考试审核现有医生的水平，又通过考试选拔出新的医生。

3. 地方保举。地方可以举荐医生，到太医院参见考试，一旦录取就可以直接入太医院做事。如果不能录取，将应试者退回原籍，而推荐的地方官员将会受到惩罚。这一办法有利于广泛吸纳优秀的医学人才，是一种比较灵活的做法。

4. "捐"出医官。地方家中世代为医者或自称精通医术的，就可以通过"捐"钱，免考而得到一定的医官职位，这种做法是当时的一大陋习，严重影响了从

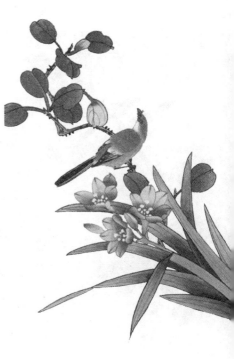

业医官的水平，是中国历史上从医资格认定最为轻率的一个时期。

（二）明朝医学教育的相关情况

1. 更加广泛的地方医学教育

较之于中央医学教育，明代的地方医学教育在继承元代的地方医学教育模式时，又采取了一系列措施，加强地方医学教育。国家规定：在某一新成立的州县建立地方政权的同时，必须同时建立儒学、阴阳学和医学；洪武十七年，规定地方"医学"兼管地方的医学行政与医学教育工作；弘治十七年，规定各个府、州、县都要建立"医学"，负责处理当地医学的行政和管理工作。从以上情况可以看出，明代很重视地方医学的发展，有利于医学教育在各地的普及。

2. 呈现新特点的民间医学教育

民间医学教育不论在哪个朝代都是一种主流的医学教育方式，尤其是元、明两代，要求医学世袭，这时家族相传

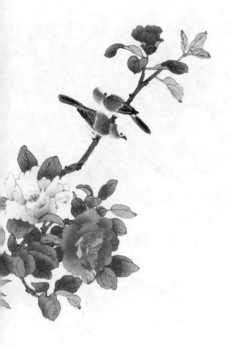

的医学更加兴旺。元代采取了一些促进学术交流的方法，明代也有新的学术交流的方式。很多医学刊物出现在市面上，有的是医户根据自身经验编写的一些总结类作品，有些是名家们编写的医学入门之作，如李中梓的《医宗必读》等，这些医学著作的面市，既有利于医学知识的普及和传播，又使那些想要学医的人士增加了一种自学的方式。

3. 有所侧重的医学分科

在医学教育的分科上，明代的 13 科较之元代的 13 科有所改变，变为大方脉、小方脉、夫人、疮疡、针灸、眼科、口齿科、咽喉科、按摩科、正骨科、金镞科、祝由科和伤寒科。其中伤寒科的独立，表明当时对外感流行病的研究已经非常深入，为清代设立伤寒科提供了借鉴。

4. 从浅到深的课程设置

在医学教育的课程设置上，仿效前朝，既要学习《内经》《难经》《神农本草经》等一些经典的名著，各个专业还要学习各自专业方面的书籍。这与前代基本一致，但是有一些经典著作很难理解，不适合初学医学的学生去研读，这时，一些医学入门读物的出现解决了这个问题。这些医学入门读物非常容易理解，其中非常具有代表性的是洪武年间的《医经小学》，包括本草、脉诀、经络、治法和运气这五部分，其中的知识以韵语的方式体现，便于理解和记忆；还有就是李中梓的《医学入门》，其中的内容包括：释方，解释医生所用方名的意义；介绍很多医家的事迹，以助于学生了解各位医家之所长，继承其经验，铭记其过往的医学贡献；诊断、针灸、本草、内科、女科、小儿科、外科等方面的知识；教授学生学习医学的方法，引导其进入规范的医学学习轨道。

经过入门级医学著作的学习，有助于医学生们更好地学习和钻研医学理论。

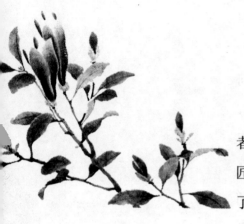

（三）明朝的世医制度

世医制度起源于元代，元代将从业者分为十类:官、吏、僧、道、医、工、猎、匠、儒、丐。明朝继承了这个制度，但为了加强统治，制订了更加严格的世袭制度。在医业方面，从医户籍管理得也更加严格，内容如下:

1. 对于医学户籍严格管理，新的医学从业者要立即登记造册，之后同其他的医学从业者定期接受查报。

2. 对于医药的从业者，同其他"技术类"从业者一样，管理得更加严格，除了在户部登记造册之外，还要在吏部备案。

3. 医学从业者的户籍管理更不容易"修改"，并制定了专门的对篡改户籍行为的惩罚措施。

4. 医学从业人员的登记造册，有利于太医院从中选拔学生参加考试，以获得太医院医生的资格，并且这是一个非常重要的学生来源。

5. 若医户中没有可传之人，可以在其亲戚中选拔一名有前途之人继续家中的医业。

6. 在一定特殊的条件下医户可以除名。

以上便是明代关于世医制度的规定。各方面都非常完备，其中有些制度是积极的，可以稳定医学从业人员的数量。但是另一方面，由于只强调医家的代代相传，而没有如同元代加强交流的措施，使得医学创新受到了限制。而且，由于太医院的学生主要来自于医户中的子弟，加之又可以"捐医"，这使得太医院这支医疗队伍里水平参差不齐，降低了其医疗的质量。更加突出的是，明代从医人员的地位明显下降，使得主动从医之人越来越少，加上世医制度的存在和其他多方面的影响，明代医学教育和医疗效果的整体水平下降了。

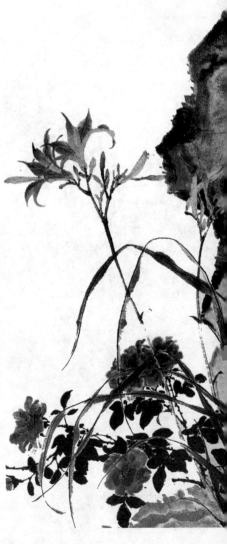

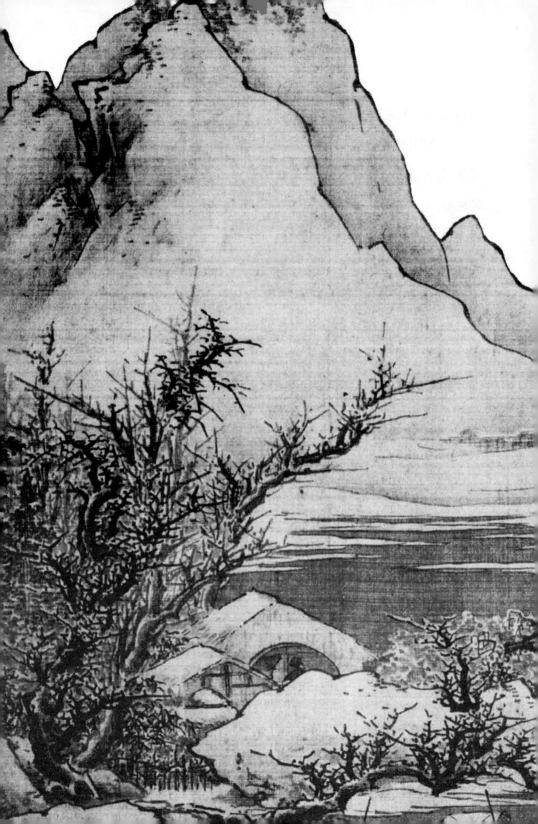

八、清朝的医学教育

　　清朝是中国古代历史上最后一个封建王朝，也是统治时间比较长的一个封建王朝，更是封建实力最强、并开始走向衰败的王朝。"康乾盛世"是中国封建制度最发达的时候，也是封建制度走向衰败的开始。清朝施行闭关锁国的政策，国内资本主义萌芽都被封建势力无情地镇压了，文化的创新基本消失，所以在清朝的文学著作中基本都是以总结性质为主的作品，如《古今图书集成》《四库全书》等。在医学领域，除了对瘟病学

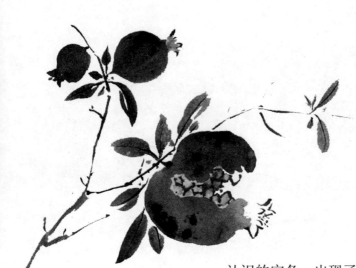

认识的完备，出现了叶桂《温热论》、吴鞠通《温病条辨》等著名的医家及其著作，还有除了王清任《医林改错》创造了以"淤血"论治的医疗方法外，大部分医学著作都是对前人著作的总结和考据，其代表就是《古今图书集成》《四库全书》中的医学部分以及《医宗金鉴》。这一时期的医学教育，没有得到更多的发展，基本是仿照前朝制度，医学教育的地位进一步下降了。

（一）清朝的医学教育机构

清朝的医学制度仍然承袭前朝，中

央的医学行政机构仍然是"太医院"。主要人员配置是院使1人、院判2人、御医15人、吏目30人、医士40人、医员30人。太医院主要职责是医疗和医学教育，具体为：首先是为皇帝和后妃等看病，并且施行值班制度；然后是为王公大臣看病，或根据任务安排到下设机构或军营中看病。根据太医院医生的任务可以看出，当时太医院的人员职位是很低的，一般只有正五品，越来越不受朝廷重视。

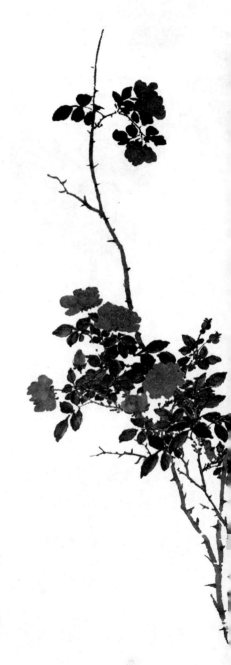

（二）清朝的医学教育基本情况

清朝的医学教育大多仿照宋、明时期的建制，可以说没有什么创新，而且此时的封建王朝开始走向没落，各种社会矛盾日益加剧，医学教育也在大环境的影响下逐渐走向低潮。

1. 医学教育分科的变化

清朝的医学教育分科与以往有所不同，既有进步的地方，又有明显的错误。清朝初期将医学分为大方脉、伤寒、妇

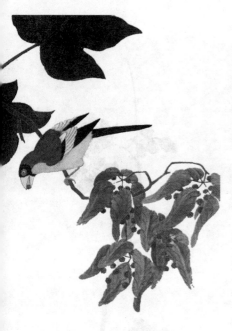

人、小方脉、痘诊、疮疡、眼科、口齿、咽喉、针灸及正骨十一科。其中与明代不同的是取消了金镞、祝由、按摩三科，而增加了一个痘诊科，这与当时的社会情况是相吻合的。由于清兵入关时，痘诊流行，就连康熙帝幼时也感染过痘诊，当时的人们可以说是"谈痘色变"。因此，为了加大对痘诊的治疗和预防，特设此科，并推广人痘接种，进行有效的防护。从而使得清朝的医学对痘诊的认识达到了一个比较高的水平，并对患病人群进行隔离治疗和监管，取得了非常好的效果。

嘉庆二年，医学分科再度变化。将小方脉与痘诊，口齿与咽喉两两合并，因此总的科目数量变成了九科。嘉庆六年，将正骨科划为上驷院，由蒙古医生兼任。蒙古医生善于治疗跌打损伤，并有很好的疗效，因此将正骨科划入其中。但是，蒙古医生的正骨技术大多是口传心授，并没有留下太多的书籍，因此流传不广。

道光二年，由于小人谗言，认为针

灸时的"袒胸露乳"为不雅的行为，因此针灸科被永远取消。这一举措绝对是一个荒谬的行为，大大影响了针灸医疗技术的发展，虽然民间针灸治病还在延续，但是针灸的进步在这一时期停止了。医学教育的分科随着时间的推移，科目越来越少，加之鸦片战争之后西医的涌入，国家的医学教育基本废弛。

2. 医学教育制度的变化

清朝的医学教育还是分中央和地方两部分进行。这一时期的医学教育仍属专科学校之列。太医院中，分为内教习和外教习两部分，其中内教习是在御医和吏目中挑选学识上佳者担任教师，教

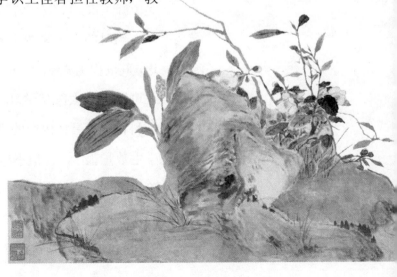

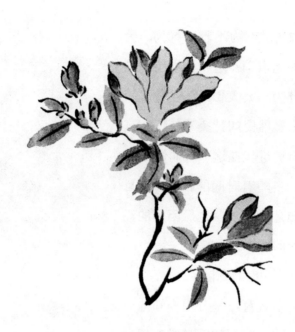

授御药房的太监习医，这一举措是为了使小太监能够更好地管理药方，在一定程度上也有助于医药的结合；外教习则是由御医和吏目教授医官子弟学医。

当时的学生来源主要是医官子弟报送，其过程也需要官员作保，面试通过后，才可以进入太医院学习，根据个人选择的科目进行具体内容的学习。但此时的学生数量很少，一般不超过 40 人，他们除了学习，还会参加太医院中医学书籍的缮写和修订的工作。

教学的内容又回到对《内经》《伤寒》

《金匮要略》等经典著作的学习当中，并在乾隆十四年，将《医宗金鉴》加入教科书之列。修业一般三年，年满后参加考试，合格者即被录取，不合格者来年再考。雍正八年，朝中医士缺额由太医院保举补缺，不再进行考试选拔。地方医学教育也设有考试制度，与前朝变化不大。但是对于精通《内经》《伤寒》《本草纲目》的人，可直接进京参加考试，合格者直接进入太医院。

由于国家实力的衰弱，民间一直进行的家传和师徒教育再次成为主流，其间出现了很多著名的医家，如王维德继承家业以疡科著名，张志聪聚徒讲习医学，陈修园辞官回家教授弟子习医等。这一时期也出现了自学成才的有名医家，王士雄就自学叶天士之医理，而成为了温热学派的代表。师徒或家传教育具有很大的灵活性，可以因材施教，相对于明清两代国家教育的衰落，此时的民间教育却培养出了很多的医学人才。

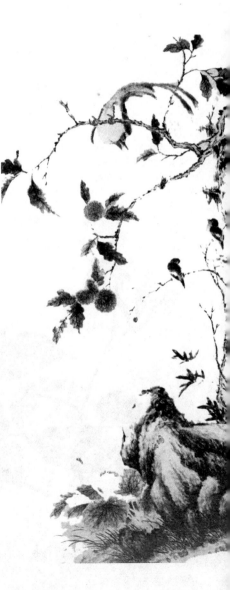

（三）西方医学的传入

康熙年间，康熙帝疟疾不愈，法国人樊国梁进献金鸡纳（一种土著草药，其实并不算西医技术），使得康熙帝病愈，至此，西医在朝中引起了广泛的兴趣，中西医的交流也有所增加。但是在鸦片战争之前，西方医学的传入并没有对传统医学教育产生太大的影响。但是为鸦片战争爆发后西医的大量涌入，以及对中医的发展产生冲击埋下了伏笔。

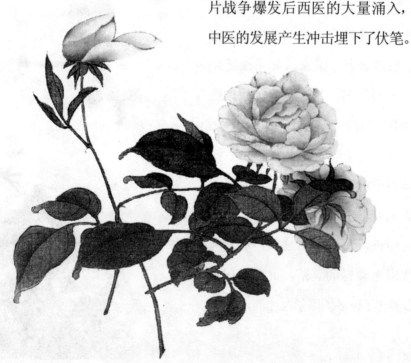